Heike Höfler
Stressfrei in 10 Minuten

Heike Höfler

Stressfrei in 10 Minuten

Ruhepausen und Energie-Kicks

12 Übungsreihen für Ihr Wohlbefinden

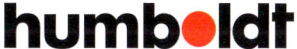

Bibliografische Information der Deutschen Nationalbibliothek

Die Deutsche Nationalbibliothek verzeichnet diese Publikation in der Deutschen National-
bibliografie; detaillierte bibliografische Daten sind im Internet über http://dnb.ddb.de abrufbar.

ISBN 978-3-86910-316-7

Die Autorin: Bestseller-Autorin Heike Höfler arbeitet seit vielen Jahren als Sport- und Gymnastik-
lehrerin. Die dreifache Mutter hat zudem zahlreiche erfolgreiche Ratgeber zu Gesundheits- und
Wellnessthemen sowie zu verschiedenen Gymnastikformen verfasst. Durch Radio- und Fernseh-
sendungen sowie zahlreiche Veröffentlichungen in Fachzeitschriften ist sie einem breiten Publi-
kum bekannt.

Originalausgabe

© 2010 humboldt
Eine Marke der Schlüterschen Verlagsgesellschaft mbH & Co. KG,
Hans-Böckler-Allee 7, 30173 Hannover
www.schluetersche.de
www.humboldt.de

Lektorat:	Dagmar Fernholz, Köln
Covergestaltung:	DSP Zeitgeist GmbH, Ettlingen
Innengestaltung:	akuSatz Andrea Kunkel, Stuttgart
Titelfoto:	Schlütersche Verlagsgesellschaft mbH & Co. KG
Satz:	PER Medien+Marketing GmbH, Braunschweig
Druck:	Grafisches Centrum Cuno GmbH & Co. KG, Calbe

Hergestellt in Deutschland.
Gedruckt auf Papier aus nachhaltiger Forstwirtschaft.

Inhalt

Vorwort

Liebe Leserin,

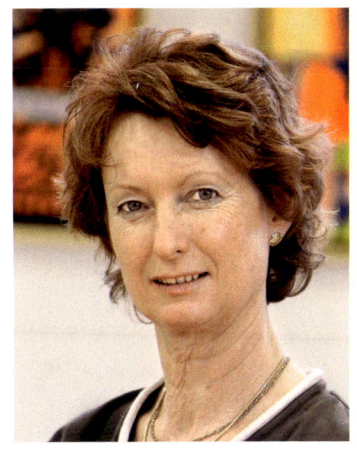

wer kennt sie nicht, die sich wieder-holenden Nacken- und Kreuzschmer-zen? Oder Kopfweh, Konzentrations-probleme, Erschöpfungszustände nach langen Arbeitsphasen, Reizbarkeit und Nervosität. Auslöser sind fast immer Anspannung, Verspannung und nicht zuletzt chronischer Stress. Dadurch ent-stehen viele Krankheiten und Beschwer-den, aber auch Schmerz- und Unruhe-zustände, Konzentrationsmangel oder Schlaflosigkeit. Dauerstress, Ängste, ständige innere oder äußere Anspannung stellen immer einen Risikofaktor für die körperliche und seelische Gesundheit sowie geistige Kreativität dar.

Kleine, bewusst erlebte Entspannungspausen im Alltag bringen Sie wieder ins Gleichgewicht, lassen Sie wieder zu Atem kommen, besei-tigen muskuläre und geistige Blockaden und geben Ihnen tiefe Ruhe und Zufriedenheit.

Entspannen, zur Ruhe kommen – das Auflösen von Verspannun-gen der Muskeln sowie von geistigen und seelischen Anspannungen bedeutet Lebensqualität und einen Gegenpol zu den Problemen und dem Druck der heutigen Zeit. Schalten Sie jeden Tag ein paar Minu-ten von Stress, Sorgen und Unruhe ab, und gönnen Sie sich das Ein-tauchen in die Welt der Ruhe, der Erholung, des Sichwohlfühlens, des Genießens und Sich-selbst-etwas-Gutes-Tun. Das bedeutet Regenera-tion für Ihren Körper, Ihre Nerven und Ihr Gemüt.

Ganz wichtig sind im Alltag kleine Ruheinseln, nicht erst nach Feierabend, sondern eingeschoben in das Alltagsgeschehen. Denn der Mensch ist so geschaffen, dass An- und Entspannungsphasen sich in seinem Alltag abwechseln sollten. Die Entspannungsphasen müssen nicht so lang sein wie die Anspannungsphasen, aber Sie sollten sich regelmäßig dafür Zeit nehmen. Diese Zeit zahlt sich immer aus: In einem besseren seelischen Gleichgewicht sowie effektiverem und kreativerem geistigen Arbeiten, einem besseren Immunsystem und der Lösung körperlicher Anspannungen, die sonst häufig zu Schmerzen führen. In diesem Buch zeige ich Ihnen kleine, zeitmäßig kurze, aber äußerst effektive Übungsprogramme für kleine Ruheoasen in Ihrem Alltag.

Die Grundlage für Entspannung liegt zuallererst im tiefen Atem. Die meisten Menschen atmen heute nur noch oberflächlich, schnell und kurz. Der Atem bleibt fast immer im Schulterbereich stecken, anstatt den Bauchraum, das eigentliche Atem- und Entspannungszentrum, zu erreichen. Dies erkläre ich Ihnen in diesem Buch und führe Sie zum tiefen, gelösten und entspannten Atem. Danach folgen verschiedene Entspannungsübungseinheiten, die Sie im Büro, zu Hause, in der freien Natur oder auch mal im Bus oder Zug ausführen können.

Es gibt verschiedene Wege, wie man zur inneren, muskulären und geistigen Entspannung gelangen kann. Ich zeige Ihnen in diesem Buch einige Wege, sodass das Üben für Sie nicht langweilig wird, sondern interessant bleibt. Wenn Sie alle Übungen durchgeführt haben, werden Sie sich vielleicht für zwei oder drei besonders begeistern, die Sie dann öfter üben. Manchmal genügt es, eine Lieblingsübung fünf oder zehn Minuten bewusst auszuführen und dabei abzuschalten und momentane Anspannungen loszulassen.

Alle Übungen in diesem Buch schaffen ein besseres Lebensgefühl, helfen, alte Anspannungen, geistige Blockaden und muskuläre Verspannungen zu lösen. Sie werden sich nach den Entspannungsphasen wie neu, von Belastetem befreit fühlen. Je regelmäßiger Sie diesen Zustand der Entspannung üben und herbeiführen, desto schneller wird sich dieses oft verlorene Gefühl wieder einstellen. Vielleicht konnten Sie sich als Kind in das Spielen mit Puppen oder Eisenbahn so richtig vertiefen und dabei voll abschalten. Dieses kostbare Gefühl ist den meisten Erwachsenen verloren gegangen. Sie können es jetzt wieder in den Entspannungspausen entstehen lassen und noch mehr vertiefen.

Ich wünsche Ihnen eine spannende und entspannte Lektüre!

Herzlichst
Ihre Heike Höfler

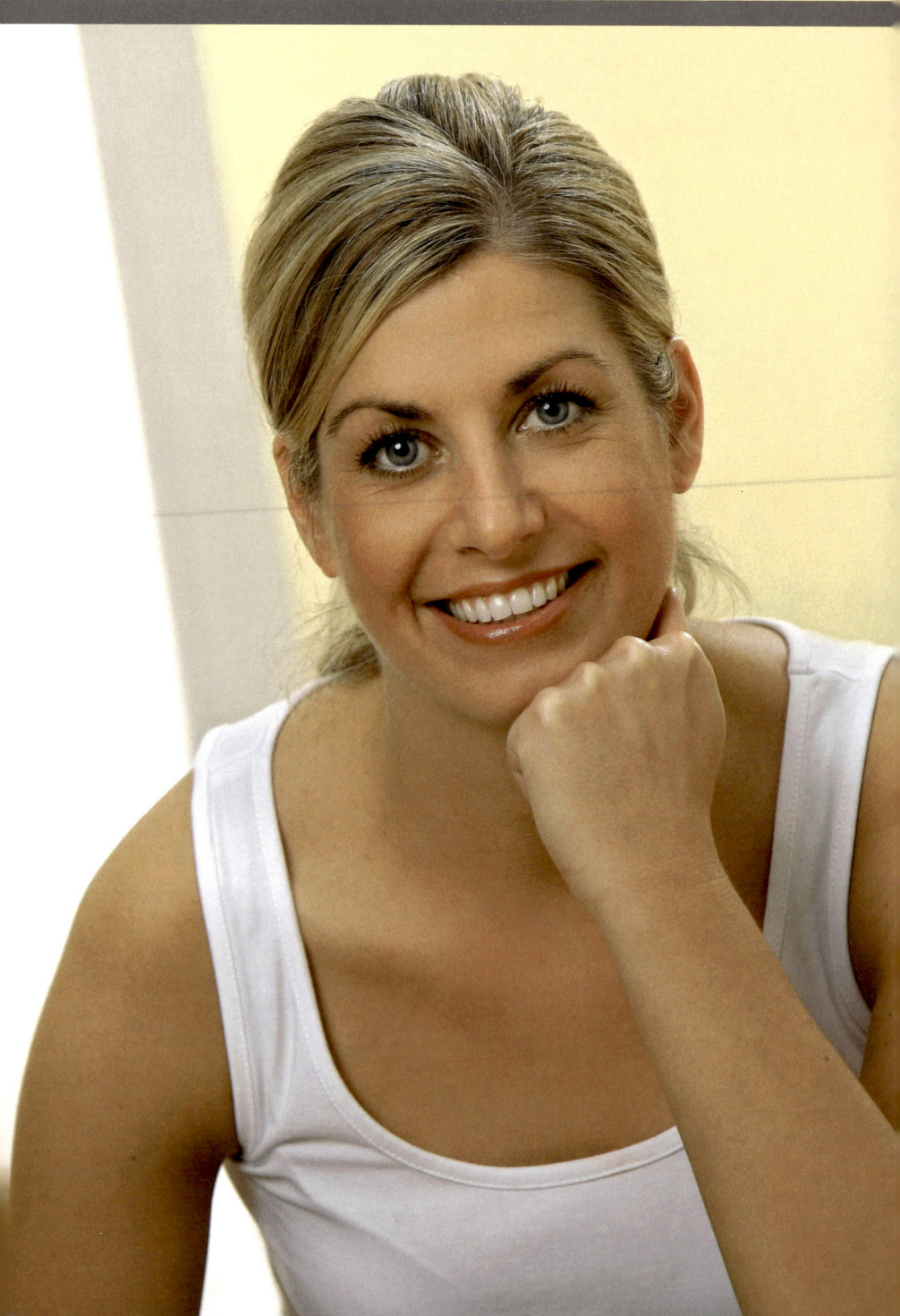

Stress erkennen und verstehen

Ohne Stress kann der Mensch nicht leben. Denn für viele Situationen braucht er eine erhöhte Leistungsbereitschaft. Der Stress setzt große Energien frei und verleiht überdurchschnittliche Kräfte. Also ist Stress gut für den Körper? Ja und nein.

Einführung: Was stresst die Menschen?

Stress kann für jeden Menschen etwas anderes bedeuten: Belastungen im Privatleben und am Arbeitsplatz – das tägliche Einerlei zu Hause, die Monotonie bei der Arbeit, der Urlaub mit oder ohne Familie – das alles kann Stress sein. Jeder Mensch reagiert darauf anders: ängstlich oder traurig, hilflos, ärgerlich oder hektisch, vielleicht auch mit vermehrtem körperlichen Unwohlsein.

Stress (engl.: Druck, Anspannung; lat.: stringere: anspannen) bezeichnet zum einen durch spezifische äußere Reize (Stressoren) hervorgerufene psychische und physiologische Reaktionen sowohl bei Menschen als auch bei Tieren, die zur Bewältigung besonderer Anforderungen befähigen. Zum anderen bedeutet Stress aber auch die dadurch entstehende körperliche und geistige Belastung.

Ursprünglich stammt der Begriff „Stress" aus der Physik. 1936 hat der Mediziner Hans Selye die „unspezifische Reaktion des Körpers auf jegliche Anforderung" als Stress bezeichnet. Stress bedeutet in der Werkstoffkunde Zug oder Druck auf ein Material.

Positiver und negativer Stress

Die Stressforscher unterscheiden zwischen positivem und negativem Stress. Der Unterschied liegt im Wesentlichen in der persönlichen Einstellung. Beim **Eustress,** dem positiven Stress, wird eine schwierige Situation als positive Herausforderung gesehen, die uns eine Zeit lang zu Höchstleistungen anspornt, motiviert und ungeahnte Kräfte verleiht. Wir sind hoch motiviert und konzentriert. Der positive Stress wird auch als „Würze des Lebens" bezeichnet. Es kommt immer darauf an, wie Sie mit einer Situation umgehen beziehungsweise wie Sie darauf reagieren, ob Sie auch in einer heiklen Situation das Gefühl haben, nicht hilflos ausgeliefert zu sein und die Kontrolle nicht ganz zu verlieren. Das Beste ist, den inneren Druck gar nicht erst überhandnehmen zu lassen. Hier hilft zum einen, sich auf die jeweilige Situation (zum Beispiel Prüfung, Vortrag oder Aussprache) gut vorzubereiten und zum anderen einigermaßen gelassen bleiben zu können (auch wenn beispielsweise die Arbeit überhandnimmt oder die Kinder nur nörgeln oder der Autofahrer vor einem nicht weiterfährt), sodass die Stressauswirkungen sich nicht unkontrolliert ausbreiten können, sondern per Knopfdruck die oft erübte Entspannungsauswirkung zum Tragen kommt.

Stress ist der Versuch des Körpers, sich auf die unterschiedlichsten Arten von Belastung einzustellen.

Der negative Stress **(Distress)** bewirkt in uns eine dauerhafte erhöhte Anspannung und ein disharmonisches Gefühl. Er dauert meistens über längere Zeit an und es erfolgt kein Ausgleich. Er wird von uns als unangenehm, bedrohlich oder überfordernd empfunden und hat immer physische und psychische Auswirkungen.

Langfristig macht der negative Stress krank.

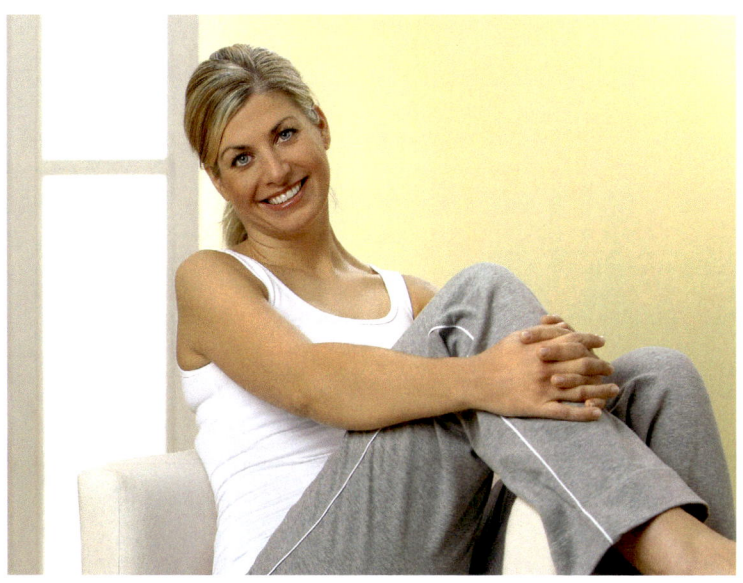

Entspannung kann man auf vielerlei Arten erlangen – oft ist es ganz einfach und gar nicht aufwendig, sich zu entspannen!

Jede Stressphase, ob nun als positiv oder negativ empfunden, erfordert Entspannungsphasen, wie ich an späterer Stelle noch näher ausführen werde. Wichtig ist, dass Sie lernen, mit Situationen umzugehen, die Sie als „Stresssituation" empfinden. Jede dieser Phasen bewirkt immer zunächst eine Bereitstellung von besonderen Energien. Für unsere Vorfahren war dies lebenswichtig. Sie wurden im Augenblick einer Gefahr blitzschnell in Alarmbereitschaft versetzt und erhielten einen starken Energieschub. Heute spricht man vom Adrenalin-

Der positive Stress wirkt als Triebkraft zum Erfolg.

stoß, der uns zu extremen Leistungen bringen kann. Der Steinzeitmensch verbrauchte diese Energien durch Kampf oder Flucht. Der heutige Mensch bleibt häufig in der Stress- beziehungsweise in der Aufputschphase stecken. Es bauen sich zwar die üblichen Stressauswirkungen auf, aber sie werden nicht mehr abgebaut.

Dabei sollte immer wieder das aufgeputschte sympathische Nerven-system, das der Anpassung an Anforderungs- und Stresssituationen dient, heruntergefahren werden, entweder durch körperliche Bewegung oder bewusste seelische Entspannung. Am besten hilft beides – aber alles zu seiner Zeit. Während der Arbeit kann man sich selten zu einer Fahrradtour, zum Holzhacken oder einem Spaziergang aufmachen, allerdings man kann sich kurz auf die Entspannung konzentrieren sowie einfa-che und entspannende Übungen, wie sie in diesem Buch beschrieben werden, ausführen.

Der heutige Mensch bleibt in der Stress-phase und den Stressauswirkungen stecken.

Die Auswirkungen auf unseren Körper

Stress, Anspannung, Ärger und Ängste führen immer zu einer Aus-schüttung bestimmter Hormone, vor allem Adrenalin und Noradre-nalin (die sogenannten Notfallhormone) sowie Cortisol, einem Hor-mon aus der Nebennierenrinde. Der gesamte Organismus wird in Alarmbereitschaft versetzt, indem er hormonell aufgeputscht wird und die Stoffwechselprozesse beschleunigt werden. Die Stresshor-mone stoßen verschiedenste körperliche Reaktionen an – es erfolgt in Sekunden eine „Mobilisierung" des Körpers: der Puls schlägt schnel-ler, Blutdruck und Atemfrequenz steigen, die Muskeln spannen sich an und das Nervensystem wird in Unruhe versetzt – Reaktionen, die man mittels Elektroden messen kann. Schon in den 1960er-Jahren entdeckte Alice Schaarschuch, eine bekannte Atemtherapeutin, „dass der Atem sogar wie der feinste Seismograf das fernste Beben unseres Gemüts, ja die leiseste Bewegung unserer Gedanken und Vorstellun-gen registriert […] Chemische Veränderungen sind an diese atmen-den Schwingungen und Schwankungen gebunden." Man beobachtete, dass jede seelische Erregung einen anders gefärbten Niederschlag der Atemluft erzeugte. Der Atem eines Traurigen zum Beispiel färbte die

Wände einer Glasröhre, in die geatmet wurde, grau, der eines Menschen mit schlechtem Gewissen rötlich, der eines Hassenden braun.

Wenn aber die Stresshormone nicht abgebaut werden, jagen sie noch lange „freudig" durch den Körper, sorgen dafür, dass der Blutdruck oben und die Atmung schnell und oberflächlich bleiben. Bei gesundem Stress oder einer Stressphase kommt es danach zur Information an das Gehirn, die Produktion des Leistungs- und Stresshormons Cortisols abzustellen. Wenn der Stress allerdings länger als ein paar Wochen andauert, und dies ist leider oft der Fall, wird der Hypothalamus, der sich im Zwischenhirn befindet, unempfindlich gegen das Cortisol und nimmt es einfach hin, ohne die Hormonausschüttung zu stoppen. Der Organismus bleibt unbemerkt im Stressstatus, was zu Krankheiten, Erschöpfung, dauernden Verspannungszuständen, Herz-Kreislauf-Störungen, Schlafproblemen und einer reduzierten Immunabwehr führt. Ein Übermaß an Stresshormonen lässt Nervenzellen absterben und Hirnareale schrumpfen.

Dauert der Stress länger als ein paar Wochen, bleibt der Organismus unbemerkt im Stressstatus.

Die körperlichen Reaktionen auf den Stress – die „alten Angst-Flucht-Reflexe" – sind immer noch die gleichen wie vor Jahrtausenden:
- Herz- und Kreislauf: Beschleunigung der Herzfrequenz, schneller Puls, Herzklopfen, Schwindel, kalte Hände und Füße
- Muskeln: Vermehrte Blutversorgung von Muskeln und Gehirn; die Muskeln werden in eine höhere Grundspannung versetzt, dadurch kommt es zu Muskelverspannungen, Kopfschmerzen, Rückenschmerzen
- Atmung: Flacherer und schnellerer Atem
- Verdauung: Unterdrückung der Verdauung, Magenschmerzen, zu viel Appetit oder zu wenig, Brechreiz, Durchfall, Verstopfung
- Flüssigkeitshaushalt: Schwitzen, nasse Hände und Füße, Schluckbeschwerden, trockener Mund

- Immunsystem: Unterdrückung des Immunsystems, langwierige Erkältungen, häufige Infektionen, Allergien
- Blutgefäße: Drosselung der Blutzufuhr zu Haut, Verdauungsorganen, Magen, Nieren und der Peripherie (Arme, Beine) sowie Verengung der Blutgefäße, Erhöhung der Blutgerinnungsfähigkeit
- Blutdruck: Anstieg des Blutdrucks
- Blutzucker: Mobilisation der Energiereserven (Blutzucker- und Fettspiegel steigen)
- Psyche: ständige Müdigkeit und Konzentrationsschwierigkeiten, Vergesslichkeit, Angst und Panikattacken, Schlaflosigkeit, Wut und Launenhaftigkeit
- Unbewusste Kompensationsmaßnahmen: steigender Alkohol-, Zigaretten- und/oder Tablettenkonsum

Dem Steinzeitmenschen rettete der Stress das Leben, und er erholte sich jedes Mal von seinen Stresssituationen, seinen Kämpfen oder seinem Flüchten. Er mobilisierte immer genau die Energie, die er benötigte, um sie in Bewegung und Aktion umzusetzen. So hätte es die Natur am liebsten: Aktion und Entspannung halten sich die Waage.

Leider hat der Mensch in der heutigen Zeit oft keine Möglichkeit, „seinen Dampf abzulassen", sei es beim Chef, der Unterordnung fordert, oder in der Partnerschaft des „lieben Friedens willen", oder im Staatssystem, das man nicht ändern kann, oder im Straßenverkehr. Die Zivilisation zwingt uns dazu, viel Ärger, Frust zurückzuhalten, und die Energie, die eigentlich freigesetzt werden sollte, ungenutzt zu verschwenden oder zurückzubehalten.

Im Idealfall baut man genauso viel Energie auf, wie man benötigt, um diese in Bewegung umzusetzen.

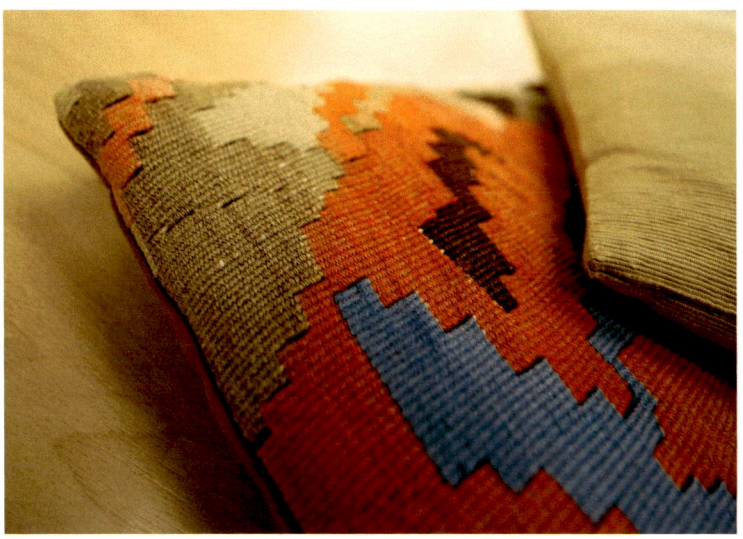

Kleine Entspannungspausen helfen, den Alltag mit all seinen Anforderungen besser zu bewältigen.

Nur wenn Sie lernen, nicht im Stress stecken zu bleiben, sondern die aufgebauten Stresshormone wieder abzubauen, können Sie gesund und leistungsfähig bleiben. Wenn Sie lernen, Ihre Energien und Gefühle etwas „kontrollieren" zu können, fühlen Sie sich gleich viel besser, da Sie dann nicht mehr von den Gefühlen (wie Ängsten, Sorgen, Ärger) beherrscht werden. Gefühle sind die eigentliche Antriebskraft des Menschen. Gefühle von Hilflosigkeit, Schwä-

Oft wird die ungenutzte Energie in Muskelverspannungen gebunden.

che oder Angst vor einem Gegner ließen beim Steinzeitmenschen alle Alarmglocken läuten und versetzten ihm einen Turboantrieb. Wir spüren diese Energie immer noch, müssen aber lernen, sie nicht dauernd nur zu unterdrücken, sondern sie loszulassen oder abzubauen.

Deshalb mein Rat: Nutzen Sie jede Gelegenheit für kleine Entspannungspausen. Beispielsweise dann, wenn Sie gerade „viel am Hut haben", wenn Ihnen die Arbeit über den Kopf wächst, wenn Sie sich über jemanden ärgern und sich aufregen, wenn Sie spüren, dass Angst und Unruhe in Ihnen aufsteigen, oder wenn Sie zu einem Rendezvous oder wichtigen Gespräch gehen. Natürlich auch, wenn Sie Schlafprobleme oder Konzentrationsschwierigkeiten haben, wenn Sie mit sich und anderen unzufrieden sind, aber auch, wenn die momentane Situation ganz zufriedenstellend ist und Sie mit sich und den anderen „im Reinen" sind. Denn Sie wollen diesen positiven Zustand bewahren. Deshalb tun Sie sich etwas Gutes und gönnen Sie sich täglich kleine Entspannungspausen!

Stressauslöser sind unsere Gedanken und Gefühle.

Auswege aus der Stressfalle

Es gibt Situationen, die uns zum Ärgern und negativen Stressempfinden bringen, und es gibt viele Methoden, die von intelligenten Menschen entwickelt wurden, um die negativen Stresswirkungen zu unterbinden. Wichtig ist, dass Sie eigene Methoden finden, die Ihnen helfen, aus der Stressfalle zu entkommen. Ich werde Ihnen in den Übungseinheiten diese Möglichkeiten zeigen (siehe „12 x stressfrei in 10 Minuten – die Übungen"). Sie werden eine große Auswahl an die Hand bekommen, die Ihnen zeigt, wie Sie sich wieder entspannen können – und zwar Körper, Seele und Geist.

Bewahren Sie sich eine entspannte Grundhaltung, egal wie Ihre äußere Situation aussieht.

In der Ruhe liegt die Kraft

Wenn Stress angeblich die Geißel der modernen Menschheit ist, dann ist Entspannung die Ruheoase, die jedem zur Verfügung steht.

Denn in der Ruhe und Entspannung liegt die Kraft, auch oder gerade, wenn es hektisch zugeht. Entspannungsübungen bewirken auch die Ausschüttung von Glückshormonen – die eine Übung bewirkt mehr (beispielsweise eine Gesichtsmassage), die andere weniger. Glückshormone, egal wie sie zustande kommen, sorgen dafür, dass Stresshormone abgebaut werden, Energieblockaden und Verspannungen sich auflösen.

Die Mystiker, so betont der bekannte Benediktinermönch Anselm Grün, sind überzeugt davon, dass in jedem Menschen ein Raum der Stille ist, der von Gott angelegt ist und in dem wir ihn finden können. In diesem Raum ist Frieden, Heimat, kein Hin- und Hergezerrtsein von Sehnsüchten und Ängsten. Dieser Raum ist nur in der Entspannung und dem Horchen nach innen zu finden. Wer diesen Raum der Stille und Ruhe nicht beachtet, wird nie richtig zur inneren Ruhe, Zufriedenheit und Gelassenheit kommen. Dauernde Anspannung macht ihn früher oder später körperlich und seelisch krank. Je früher der Mensch lernt, das zu beachten, was in ihm angelegt ist, umso besser.

Regelmäßiges Training

Die beste „Therapie" wäre, sich auf Knopfdruck entspannen zu können, also sich auf Kommando tatsächlich abzuregen. Denn dadurch werden die Stresshormone abgebaut und neue, positive Energie wird frei. Es entsteht nicht nur ein gutes Gefühl (ganz ohne Drogen), auch die Kreativität und Schaffenskraft

Wer den innerlichen Raum der Stille und Ruhe nicht beachtet, wird auf Dauer krank.

verbessern sich ganz schnell, und ganz besonders die innere Zufriedenheit und Gelassenheit breiten sich aus.

Allerdings lassen sich Entspannung, innere Ruhe und Gelassenheit zunächst nicht einfach ein- und ausschalten wie ein Lichtschalter. Dies benötigt Training, das heißt regelmäßiges Üben von zwei bis vier Wochen am Stück, möglichst täglich, mindestens aber dreimal in der Woche. Sie benötigen hierfür zunächst „Übungsrituale", das sind Übungen, die Sie stets wiederholen und die eine gewisse Routine entstehen lassen. Sie entwickeln dadurch eine gewisse Entspannungsfähigkeit, die Ihnen in Fleisch und Blut übergeht, sodass Sie sie in den normalen Alltag integrieren können.

Das Gehirn muss dafür „umgepolt" werden: von Stressreaktion (an die es sich so sehr gewöhnt hat) auf Entspannungsreaktion. Dadurch wird man beträchtlich „stressresistenter". Nehmen Sie sich am Anfang genügend Zeit zum Üben, um dadurch ein neues Verhalten zu konditionieren und Ihr Gehirn „umzupolen". Später können Sie diesen Zustand der Entspannung dadurch abrufen, indem Sie eine bestimmte Übung einige Minuten oder Sekunden ausführen und den Geist ganz darauf einstellen. Sie haben dann gelernt, in Sekundenschnelle das „Problem", den „Druck" kurz loszulassen. Die Stresshormone bauschen sich dann nicht mehr unkontrolliert auf, was ja meistens das Problem in Angst- und Stresssituationen ist. Wichtig: Dieses „innere Programm" stellt sich nicht von alleine ein. Die Natur hat kein Programm im Menschen vorgesehen, das automatisch auf „Entspannung" umschaltet, wenn es höchste Zeit wäre, wieder mal zu entspannen. Es wurde vielmehr so geschaffen, dass der Mensch es selbst willentlich einschalten muss.

Das regelmäßige Training hilft Ihnen, sich stets entspannen zu können.

Eins haben alle Entspannungsmethoden gemeinsam: Es geht darum, das dauernde Grübeln oder den Strom der Alltagsgedanken zu unterbrechen, „Stopp" zu sagen und den geistigen Fokus auf etwas anderes zu lenken, am besten auf den Atem. Erstens ist er immer dabei und zweitens ist er etwas ganz Besonderes.

Um den Zustand der Entspannung schnell abrufen zu können, sollten Sie einige Grundregeln einhalten: Auf Spannung folgt immer Entspannung, auf Arbeit Ruhe – alles zu seiner Zeit. Außerdem kommen Sie schneller zum Ziel – also zur Entspannung –, wenn Sie in den ersten Wochen folgende Ratschläge beachten. Üben Sie nach Möglichkeit immer

Üben Sie immer zur gleichen Zeit, in der gleichen Haltung und im gleichen Raum.

- im gleichen Raum oder in der gleichen Ecke (vielleicht extra dafür eingerichtet),
- zur gleichen Uhrzeit,
- in der gleichen Haltung.

Dadurch stellt das Nervensystem sofort auf Entspannung um, sobald Sie diese Ecke aufsuchen und diese Haltung einnehmen. Wer will, kann zusätzlich eine Kerze, eine Palme oder einen Blumenstock aufstellen. Hier gibt es noch viele andere kleine Möglichkeiten, die Sie sich selbst aussuchen können.

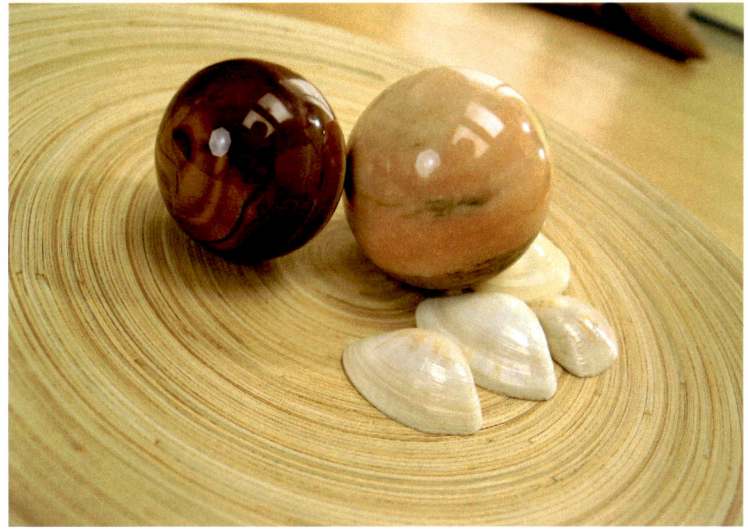

Entspannung ist eine Ruheoase, die jedem zur Verfügung steht.

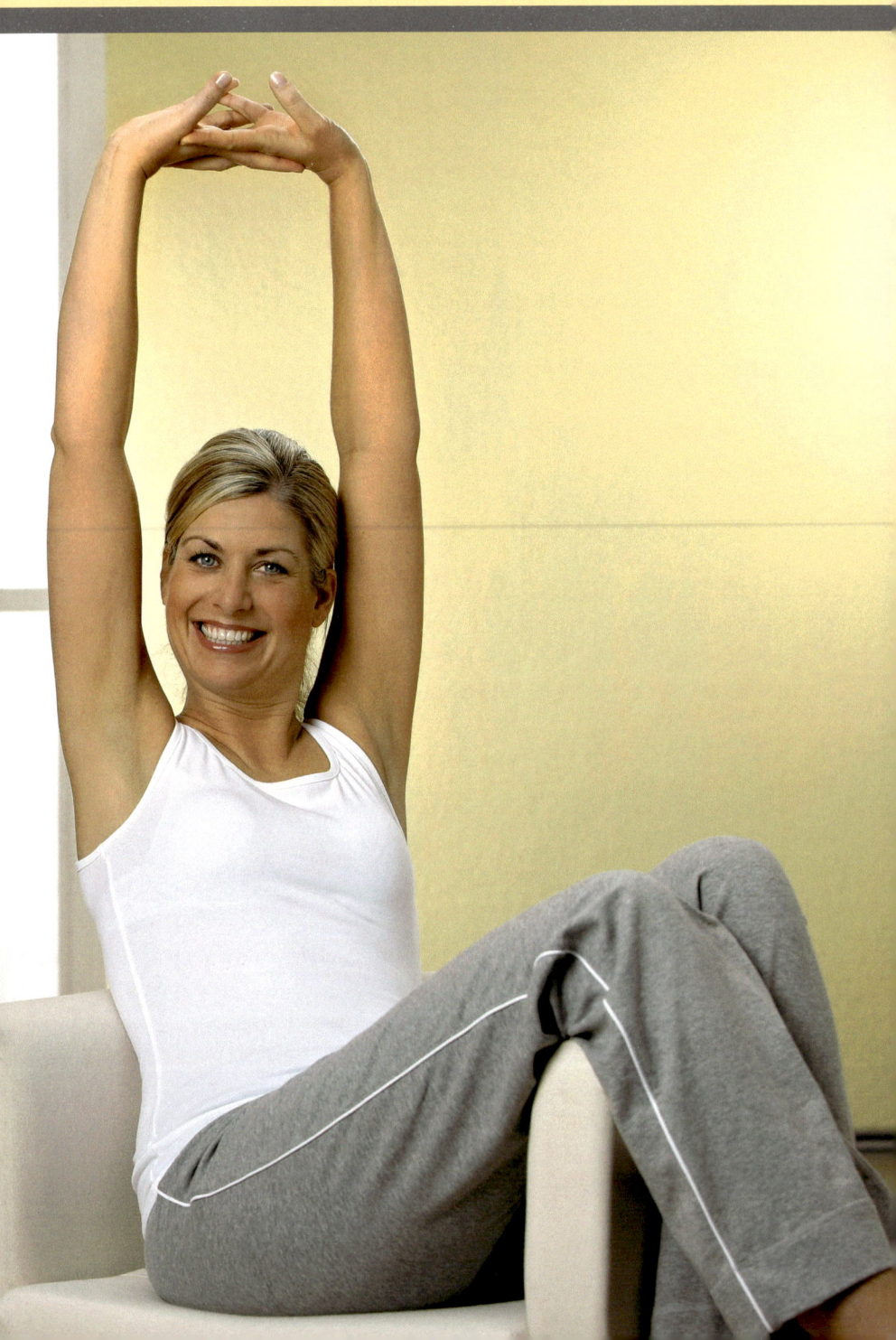

Den Stress wegatmen

Die Prüfung, das Bewerbungsgespräch, der erste Tag am neuen Ausbildungs- oder Arbeitsplatz stehen unmittelbar bevor. Sie stehen voll unter Stress! Die Schultern sind angespannt, der Brustkorb ist wie eingeschnürt und die Stimme gepresst. Das muss nicht sein – durch die richtige Atmung können Sie den Stress wegatmen.

Einführung: Kann man auch „falsch" atmen?

Alle Hochkulturen messen dem Atem eine besondere Bedeutung zu. Das Wort Atem heißt im Griechischen „Pneuma", im Lateinischen „Spiritus". In beiden Fällen hat das Wort die Bedeutung „Atem, Seele und Geist". In Indien bezeichnet man den Atem als „Prana", bei den Chinesen heißt er „Chi", womit nicht nur das „Luftholen" gemeint ist, sondern auch Lebensenergie, Lebenskraft, die Körper, Geist und Seele aufbauen.

Der Atem trägt uns durch das ganze Leben – ständig, in jeder Stunde, Minute, Sekunde. Er gehört zu uns und durchströmt unseren Körper in seinem eigenen Rhythmus, den er auf die jeweilige Person einstellt, auf deren bisheriges Leben, die Lebensgewohnheiten, die Gefühle. Mit dem ersten Atemzug kehrt Leben in uns ein, mit dem letzten geben wir es wieder ab. Wer tief atmet, denkt tief. Wer schlecht atmet, wird leicht müde, geschwächt, gereizt, gleichgültig, bedrückt. Bei ihm zeigen sich Dumpfheit, Kopfschmerzen, Verstimmungen, Arbeitsunlust, Herzbeschwerden, Blutarmut oder Neigung zu Kreislaufstörungen.

Wir müssen zu „Meistern des Atems" werden, damit uns nicht so schnell „die Luft ausgeht", und wir wieder lernen, einen „langen Atem" zu haben. Tiefes Atmen sorgt nicht nur für mehr Sauerstoff im Blut und für weniger Abfallstoffe in den Zellen. Tiefes, regelmäßiges Atmen schafft Lebensenergie, Vitalität, seelischen Ausgleich, beruhigt die Nerven, klärt den Geist und die Gedanken, wirkt auf das vegetative Nervensystem ausgleichend, verbessert die Durchblutungsverhältnisse – auch der Gehirnzellen – und erweitert das Bewusstsein.

Je schlechter wir atmen, desto mehr kommen wir in Disharmonie mit der Natur und ihren heilenden Energien.

Über die Atmung können lebenswichtige Funktionen wie Herzschlag, Puls, Blutdruck, Organtätigkeit, aber auch Gefühle und Nerven beeinflusst werden. Ein ruhiger Atem wirkt auf den Körper beruhigend und erholend, ein schneller, flacher, abgehackter Atem dagegen bringt das „System" aus dem Gleichgewicht.

Atem – Seismograf der Gefühle

Haben Sie gewusst, dass der Atem auf „alles" reagiert, auf jedes Gefühl, jeden Gedanken, jede Ihrer Handlungen? Wir atmen in freudevollen Situationen anders als in Hektik, bei Unzufriedenheit oder Leistungszwang. Wir atmen, wie wir leben – und wir leben, wie wir atmen. Der Atem reagiert auf jede Gefühlsregung, auf jeden Gedanken wie ein feiner Seismograf. Er reflektiert immer haargenau unseren momentanen Gefühlszustand. Erleichterung und Freude lassen uns aufatmen. Ein glücklicher Mensch atmet leicht und beflügelt. Vor Angst verschlägt es uns den Atem, Furcht schnürt uns die Luft ab. Vor Schreck halten wir den Atem an. Auch ein enttäuschter Mensch hält den Atem an, will die Enttäuschung nicht so tief fühlen.

Mittels Atem hat man die Möglichkeit, indirekt auf den Körper Einfluss zu nehmen.

Die gute Nachricht dabei: Auch umgekehrt gilt, dass man durch das Bewusstmachen und Vertiefen des Atems auch die Stimmung verändern und auf die Gefühle positiv einwirken kann. Tiefes, kräftiges Atmen hebt die Stimmung oder beschwingt. In der Entspannung beruhigt es, schenkt Zuversicht und Gelassenheit, Angst und Enttäuschung entschärfen sich.

Der Weg des Atems

Die Atmungsorgane

Die erste Station, die der Atem auf seinem Weg durch den Körper passiert, ist die **Nase.** Hier wird die Luft angefeuchtet, erwärmt und dank der Flimmerhärchen gereinigt. Die Nase wirkt wie ein Filter oder eine Waschanlage. Der obere Nasengang wird vom durchlöcherten

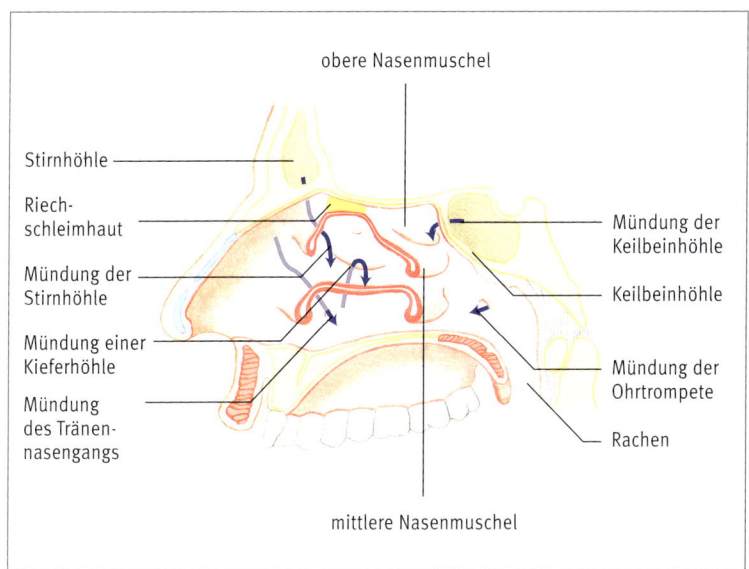

Die Nasenhöhle im Längsschnitt.

Siebbein abgegrenzt, das aus zahlreichen, mit Luft gefüllten Öffnungen besteht, durch die die Riechsinneszellen zum Riechkolben verlaufen und schließlich zum Vorderhirn. Hier ist unser Riechzentrum lokalisiert. Durch die gelöcherten Siebbeinknochen können wir mit einer guten Nasenatmung sogar unser Gehirn besser durchlüften und durchbluten. Sind sie verstopft, beispielsweise bei einer Nasennebenhöhlenentzündung (Sinusitis), können wir aufgrund der fehlenden guten Durchblutung meistens auch „schwerer" Denken.

Auf ihrem weiteren Weg fließt die Luft durch **Mundhöhle, Rachen** und **Luftröhre** hinab in die **Lunge** und die vielen kleinen Lungenbläschen. Ihre Zahl wird auf etwa 300 Millionen geschätzt. Wenn man sie ausbreiten würde, ergäbe dies eine Gesamtoberfläche von 80 bis 120 Quadratmetern, also etwa der Größe eines Fußballplatzes, 50-mal mehr Fläche als die der Hautoberfläche. Die **Lungenbläschen** sind von

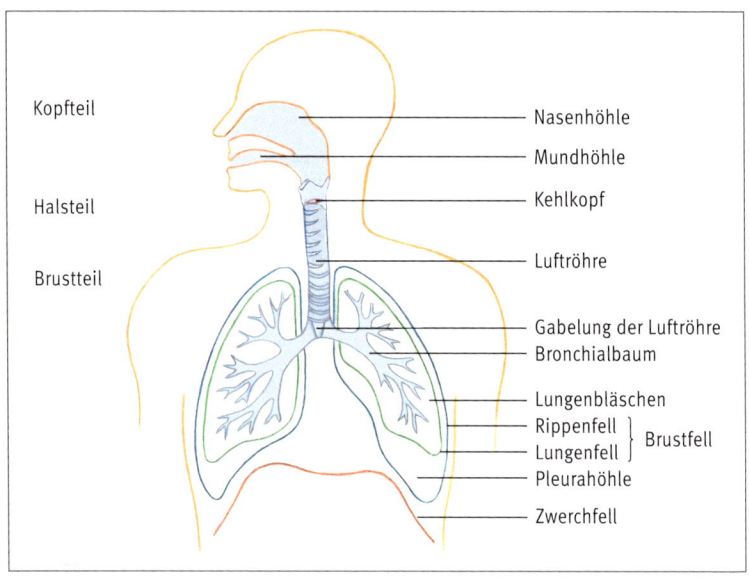

Übersicht über die Atmungsorgane.

einem Netz feinster Blutgefäße umgeben, dem sogenannten Kapillarnetz. Durch ihre äußerst feine Haut wandert der Sauerstoff aus der Atemluft ins Blut und zu jeder Zelle (bis in die Zehenspitzen). Auf umgekehrtem Wege wird das Kohlendioxid vom Blut wieder zurück in das Atmungsorgan transportiert.

Der Atemrhythmus

Auch den Atemrhythmus hat sich der heutige Mensch oft falsch angewöhnt: zu schnell, zu hastig. Bei flacher, schneller Atmung werden oft nur 0,2 statt 0,5 Liter Sauerstoff aufgenommen. Ein zu kurzes Ausatmen versäuert das Blut, weil zu wenig Kohlendioxid abgegeben wird, Stoffwechselschlacken lagern sich vermehrt ab. Die Zellen erhalten weniger Sauerstoff, uns fehlen wichtige Energien.

Der natürliche Atemrhythmus besteht aus drei Phasen:
1. Einatmen
2. Ausatmen
3. Atempause

Das Einatmen

Das Einatmen ist ein aktiver Vorgang. Wenn die Luft durch die Nase einströmt, ziehen sich dabei die Atemmuskeln – das Zwerchfell sowie die Zwischenrippenmuskeln – zusammen. Das Zwerchfell senkt sich nach unten und macht der Lunge Platz. Auch die äußeren Zwischenrippenmuskeln ziehen sich zusammen, wodurch sich der Brustkorb weitet. Die Lunge dehnt sich aus, Luft wird angesaugt. Der Einatemimpuls kommt dann ganz von allein und soll nicht forciert werden.

Der natürliche Atemrhythmus besteht aus den Phasen Einatmung, Atempause und Ausatmung.

Man unterscheidet zwischen der Atmung im Brustraum und der im Bauchraum beziehungsweise im Zwerchfell. Beide zusammen machen die gesunde Vollatmung aus.

Die **Zwerchfell- und Bauchatmung** ist die gesündeste Form der Atmung: Da nur ein geringer Anteil der Atemmuskulatur aktiv ist, wird weniger Energie verbraucht als bei der Brustatmung. Der Blutdruck wird gesenkt und die Verdauung durch die Massage der Eingeweide gefördert. Leider ist die Zwerchfellatmung heute bei vielen Menschen mehr oder weniger verkümmert, da viele nur noch „oben" im Brustkorbbereich atmen. Im Bauchbereich dagegen bewegt sich kaum noch etwas. Meist muss die Zwerchfallatmung erst wieder geduldig eingeübt werden, aber es rentiert sich. **Mit der Einatmung nehmen wir neue Energie auf, frischen Sauerstoff.** Nur, wenn wir lernen, den Atem ruhig fließen zu lassen, können wir seelischen Druck und körperliche Verspannungen loslassen. Den tiefen Atem wieder zu erleben und sanft loszulassen – das lässt Gemüt und Geist zur Ruhe kommen. Deshalb zählen auch Seufzen, Stöhnen, Schreien, Gähnen zu den natürlichen (Aus-)Atemübungen, die uns guttun und ein Stück Befreiung schenken.

Bei der **Brustatmung** werden die Zwischenrippenmuskeln beim Einatmen angespannt. Dadurch heben sich die Rippen und damit auch der Brustkorb, der Brustraum vergrößert sich. Da die Lunge der Brustkorbwand fest anliegt, folgen die elastischen Lungenflügel dieser Ausweitung des Raumes und dehnen sich aus. Die so erweiterten Lungenflügel saugen nun Außenluft an, die über Luftröhre und Bronchien einströmt.

Das Ausatmen

Das Ausatmen ist ein passiver Vorgang. Die Atemmuskeln entspannen sich, das Zwerchfell hebt sich wieder leicht nach oben und kehrt in seine Ruhelage zurück. Der Brustkorb verengt sich, und die Luft ent-

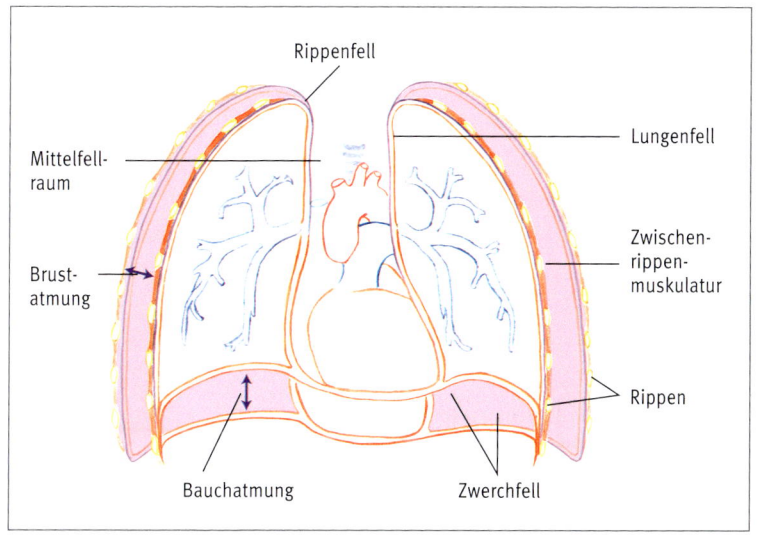

Die Lungengrenzen bei der Ein- und Ausatmung – Unterschiede der Brust- und Bauchatmung.

weicht gewaltlos aus der Lunge. Eine tiefe Ausatmung ist gerade für eine tiefe Entspannung sehr wichtig. Tief ausatmen heißt aber nicht die Luft herauspressen, sondern „loslassen": die Anspannung im Körper und den Atemmuskeln. Diese Form der Atmung wird unbewusst eingesetzt, beispielsweise dann, wenn der Körper sich beim Sitzen oder Schlafen entspannt. Die Ausatmung ist bei der natürlichen, stressfreien Atmung immer länger als die Einatmung! In ihr wird alles abgegeben: Abfallstoffe, verbrauchte Luft.

Die Atempause

In der **Atempause** geschieht gar nichts. Hier herrscht nur Stille. Es kann passiv noch Luft aus der Lunge ausströmen. Der Atem hat noch etwas Zeit, langsam auszuklingen, der Körper hat noch etwas Zeit, den Sauerstoff zu nutzen.

Entgegen der allgemeinen Meinung ist die Ausatmung wichtiger als die Einatmung. Nur in ein leeres Gefäß kann frisches Wasser einflie-

Die Ausatmung ist wichtiger als die Einatmung.

ßen. Das Loslassen der verbrauchten Luft geht Hand in Hand mit dem Loslassen von Anspannungen. Nur wer loslässt, kann Neues, Frisches aufnehmen, dies gilt für frische Luft genauso wie für neue Verhaltensweisen. Eine bewusste Ausatmung kann die Entspannung vertiefen. Oft müssen wir zuerst wieder lernen, den Atem langsam und lange ausströmen zu lassen, bevor sich dieser natürliche Atemrhythmus automatisch einpendelt.

Unterschiede zwischen der Zwerchfell- oder Bauchatmung und der Brustatmung

Zwerchfell- oder Bauchatmung	Brustatmung
Das Einatmen passiert überwiegend durch Bewegungen des Zwerchfells.	Das Einatmen passiert überwiegend durch Bewegungen des Zwischenrippenmuskels.
Diese Atmung geschieht automatisch in Ruhe.	Wird bei körperlicher Anstrengung eingesetzt.
Die Lunge dehnt sich aus und verkleinert sich.	Es werden nur das obere und mittlere Drittel der Lunge durchlüftet.
Das Atmen durch die Nase unterstützt die Zwerchfellatmung.	Das Atmen durch den Mund unterstützt die Brustatmung.
Diese Atmung unterstützt die Verdauung und schont die Stimme.	Diese Atmung überwiegt bei Frauen während der Schwangerschaft.

Der Atemvorgang

Wenn man ein Baby beim Atmen beobachtet, fällt zuallererst die tiefe Bauchatmung auf. Dies ist ein Zeichen dafür, dass das Zwerchfell sich senkt und dadurch die Baucheingeweide leicht nach außen drückt (der Bauch weitet sich etwas). Danach heben und entfächern sich die

Rippen, es kommt zu einer Weitung des Brustkorbs nach vorn und zur Seite. Man spricht hier von der Brustkorb- und Flankenatmung.

Die oberste Atmungsart, die beim regelmäßigen Atmen nicht immer dabei sein muss, nennt man Schlüsselbeinatmung. In der sogenannten Stressatmung ist sie häufig die Hauptatmungsart. Die Atmung verändert sich, sie wird schneller und flacher, wir fühlen uns ohne rechte Energie, denn der Körper wird durch die Atmung unter Stress schlechter mit Sauerstoff versorgt.

Die Atemwelle geschieht von unten nach oben. Zuerst füllen sich die unteren Teile der Lunge, dann die mittleren und am Schluss die oberen. Beim Ausatmen entspannen sich Zwerchfell und äußere Zwischenrippenmuskeln und die Luft strömt langsam aus. Bauch und Rumpfwände werden wieder etwas enger. Der komplette Atemraum sowie die ganze Lunge werden dabei genutzt.

Atmung nehmen wir bewusst kaum wahr: Pro Minute atmen wir etwa 16-mal ein und aus und versorgen so den Körper mit lebenswichtigem Sauerstoff.

Zunächst gilt es, die Atmung bewusst wahrzunehmen, nur so können wir sie beeinflussen. Die ganz flache Atmung geht nur bis in den Bereich des Schlüsselbeins und der Schultern, die mittlere Atmung erreicht den Brustraum und die tiefe Atmung dringt bis in den Bauchraum vor. Ziel einer jeden Atemtechnik ist die tiefe, vollständige Atmung, denn nur sie füllt die Lungen mit frischer Luft und sorgt für Entspannung.

Die Stressatmung

Bewegungsmangel, Verspannungen, Stress, Zeitdruck, psychischer Druck: dies sind alles Gründe, weshalb heute viele Menschen flach, oberflächlich und schnell atmen. Nicht nur, dass es ein sehr uneffektives, unökonomisches Atmen ist, es lässt auch kein intensives Erleben und keine tiefe Entspannung zu. In der Psychologie ist schon lange bekannt, dass das flache Atmen mit dem Sich-tot-stellen vergleichbar ist – nur um keinen Preis auffallen. Man traut sich nicht aus sich heraus und hält den Atem zurück, blockiert ihn und dadurch auch seine Lebenskraft. Der Atem ist zu einem Rinnsal geworden, anstatt zu einem Leben spendenden Fluss. Er wurde hinter Gefängnisgittern versteckt, hinter angespannten Rumpfwänden, die ebenfalls von Verspannungen und Blockaden zeugen.

Durch Stress wird der Atem aufgrund des (inneren) Drucks flach und angespannt.

Stress, unter Druck stehen, Anspannung oder Unzufriedenheit und Ängste haben neben einem flachen, schnellen Atem so gut wie immer auch Anspannung im Schulter-, Nackenbereich und in den Kiefermuskeln zur Folge. Denn diese Muskeln reagieren am empfindlichsten auf Stress. Das Zwerchfell, der wichtigste Atemmuskel, ist meistens hochgradig verspannt und kann seine Arbeit kaum noch verrichten. Man hat dabei manchmal das Gefühl, als ob einem etwas oder jemand im Nacken sitzt, als ob man sich zu viel auf die Schultern geladen oder sich zu sehr in ein Problem oder eine Sache hineingebissen hat.

Schulter-, Nacken- und Kiefermuskeln reagieren am empfindlichsten auf Stress.

Irgendwann hat ein negativer Lernprozess stattgefunden und der Mensch hat sich an die „Stressatmung" gewöhnt, die ihm erst wieder auffällt, wenn er richtige Probleme bekommt. Bei diesem unökonomischen Atmen vermischt sich frisch einströmende Luft mit zu viel alter, abgestandener Luft, wodurch der Sauerstoffanteil im Blut verringert, dagegen der Kohlendioxidanteil eher erhöht wird. Außerdem übernehmen Muskeln, die für den Atemvorgang nicht zuständig sind, zusätzliche Arbeit (und verspannen beispielsweise die Schultermuskeln), während die eigentlichen Atemmuskeln verkümmern.

Beim unökonomischen Atmen vermischt sich frisch einströmende Luft mit zu viel alter, abgestandener Luft.

Die tiefe Atmung

Nur wer tief atmet, atmet ökonomisch und versorgt jede Zelle mit genügend Sauerstoff und Energie und befreit sie gleichzeitig von vielen Abfallstoffen, hauptsächlich von dem Stoffwechselprodukt Kohlendioxid. Sämtliche Zellen – zum Beispiel Herz- oder Gehirnzellen – werden dadurch gesünder, reiner und frischer gehalten. Außerdem veranlasst tiefes Atmen den Körper dazu, Endorphine, also Glückshormone, auszuschütten. Nicht zu vergessen ist die positive Beeinflussung des dichten Nervengeflechts des Solarplexus in der Bauchregion. Dadurch werden Nerven, die für die Entspannung zuständig sind, angesprochen und erreicht.

Beim tiefen Atmen schüttet der Körper Glückshormone aus.

Der tiefe Atem schenkt Ruhe, Ausgeglichenheit, Vertrauen und vegetative Ordnung. Außerdem verbessern sich der Sauerstoffhaushalt in jeder Zelle sowie das Säure-Basen-Gleichgewicht. Schon allein das Sich-auf-den-Atem-Einlassen, das Beobachten und Wahrnehmen des Atems setzt Veränderungsprozesse im vegetativen Nervensystem in Gang, die auf Körper, Geist und Seele ausgleichend wirken.

Ökonomisch atmen heißt, das Zwerchfell die Hauptarbeit machen lassen. Übrigens massiert es bei gutem Gebrauch auch die inneren Organe samt dem Nervenknotenpunkt des Sonnengeflechts (Solarplexus) und dem Herzen.

Das Atemmuster

Oft hat man über die Jahre hinweg sein eigenes Atemmuster entwickelt, das häufig geprägt ist von Leistungsdruck, der Hetze und des Vielsitzens. Bei letzterem wird der Bauch über Stunden hinweg eingezwängt.

Bevor wir mit den Übungen anfangen, sollten Sie Ihr jetziges, eigenes Atemmuster kennenlernen. Stellen Sie sich vor einen Spiegel, und beobachten Sie sich beim normalen Atmen, ohne bewusst „richtig" atmen zu wollen. Beobachten Sie Ihre Schultern. Bewegen Sie diese

Durch Stress, Ärger und Leistungsdruck hat sich der Atem abgeflacht und ist hastig geworden.

mit beim Einatmen? Wie sieht es mit dem Bauch aus? Bewegt er sich ein wenig vor und zurück? Oder tut sich da gar nichts? Beim Einatmen senkt sich das Zwerchfell normalerweise nach unten, dadurch drücken die Eingeweide die Bauchdecke etwas nach außen – jedoch nur beim Einatmen.

Bei der Ausatmung zieht sich die Bauchdecke von allein wieder zurück in die Ausgangsstellung. Viele Menschen haben sich allerdings eine paradoxe Atmung angewöhnt: Die Baucheingeweide wölben sich bei der Ausatmung nach innen.

Achten Sie jetzt auf die Rumpfwände: Haben Sie das Gefühl, dass diese beim Einatmen etwas nachgeben und sich, genau wie der Bauch, beim Ausatmen wieder etwas zusammenziehen?

Durch die Atembeobachtung und weitere Atemübungen im praktischen Teil wird sich Ihr Atemmuster, so es jetzt noch eher „verkehrt" ist, mit der Zeit umändern (siehe „12 x stressfrei in 10 Minuten – die Übungen"). Wichtig ist hier wieder die Regelmäßigkeit des anfänglichen Übens. Irgendwann atmen Sie dann wieder ganz von allein richtig, so wie es die Natur vorgesehen hat, so wie es eben der „natürlichen Atmung" entspricht.

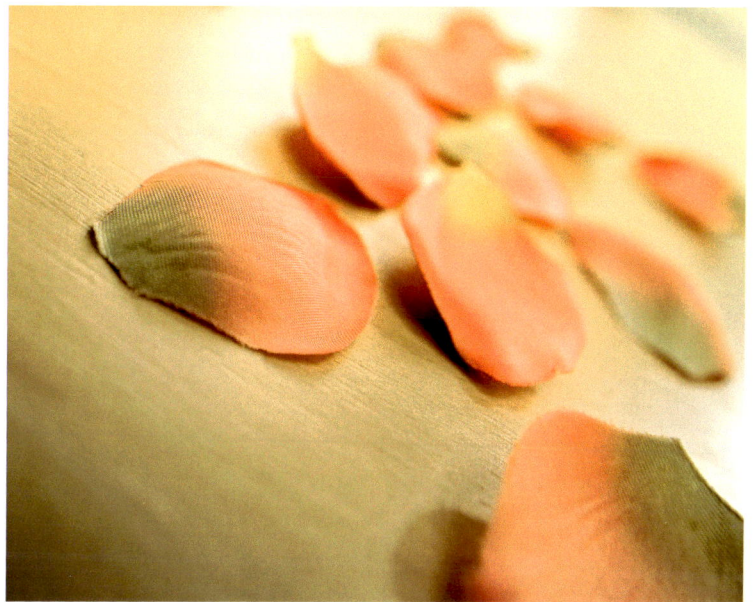

Richtiges Atmen entspannt uns, schafft Lebenskraft, Ruhe und Gelassenheit.

Richtiges Atmen zum Entspannen

Das „Universalheilmittel"

In alten Kulturen wurde der Atem immer schon als etwas Besonderes betrachtet. Der Atem ist tatsächlich die größte Lebensquelle für uns Menschen – wenn wir ihn beachten. Die Konzentration auf den Atem ist der Schlüssel zur verloren gegangenen Entspannung. Der Atem gilt als bestes und wirkungsvollstes „Universalheilmittel", das uns die Natur zur Verfügung gestellt hat. Der Atem schafft Heil- und Lebenskraft, Ausgeglichenheit, Ruhe, Gelassenheit und ein verbessertes Körperbewusstsein.

Viele atmen so flach, dass sie gerade nicht ersticken.

Die modernen Zwänge und die Lebensweise, die hohen Erwartungen und Anforderungen, das wachsende Unvermögen zur Muße und Ent-spannung haben mittlerweile buchstäblich eine „atemlose Kultur" hervorgebracht. Kurzatmigkeit, chronisches Flachatmen und Verspannungen sind bis heute die Folgen. Atemwegs-, aber auch Herz-Kreislauf-Krankheiten nahmen und nehmen immer noch rasant zu, aber auch Erschöpfung (wie das Burn-out-Syndrom) und Depressionen. In der Zwischenzeit gewinnen natürliche Heilmethoden, die oft langsamer, aber anhaltender und nebenwirkungsfrei wirken, auch bei uns immer mehr an Bedeutung.

> **Die Konzentration auf den Atem ist der Schlüssel zur verloren gegange-nen Entspannung.**

Im alten (und teilweise auch modernen) China wurden körperliche Übungen und besonders Atempraktiken zur Gesundheitsvorbeu-gung benutzt, denn dort wurden die Heiler und Ärzte dafür bezahlt, dass die Gesundheit der Menschen, für die sie verantwortlich waren, erhalten blieb. Gelang dies nicht, bekamen sie kein Geld. Auch heute noch will die chinesische Medizin Krankheiten vor allem verhindern. Auf die Vorbeugung und das Erhalten des Gleichgewichts zwischen Körper, Geist und Seele sollte auch bei uns viel mehr geachtet werden. Eine der wirkungsvollsten Möglichkeiten sind solche Übungen, wie sie in diesem Buch vorgestellt werden; Übungen für die Entspannung und Harmonisierung von Körper, Geist und Seele, mit dem „tiefen Atem" als Grundlage.

Atemmethoden

Es gibt verschiedene Methoden, um mit dem Atem zu „arbeiten":
Den Atem beobachten, ohne ihn zu beeinflussen, ihn einfach nur zu-lassen. Sich mit dem Atem in alle Ecken des Körpers passiv fließen zu lassen. Dies entspannt nicht nur, sondern vertieft den Atem, erweitert die Atemräume unwillkürlich und vermittelt auch ein neues Körper-bewusstsein.

Der Atem bestimmt die Bewegung. Bewegungen werden vom Atem angeleitet, nicht umgekehrt!

Der Atem folgt der Bewegung. Mithilfe bestimmter Bewegungs- und ganz besonders Dehnungsübungen kann man Verkrampfungen und Verspannungen beziehungsweise Anspannungen lösen. Der Atem folgt der Bewegung beziehungsweise der Dehnung.

In der **funktionellen Atemschulung** wird bewusst auf die Atemmuskulaur (vor allem das Zwerchfell) und die Ökonomie der Atmung eingegangen und diese verbessert.

Üben Sie für jede etwas schwierigere oder herausfordernde Situation, die auf Sie zukommen kann: Erst mal tief Luft holen und dann die Luft voll rauslassen. Am besten durch die Lippenbremse oder durch ein „Sschsch …" oder „Pfff …". Dadurch lassen Sie „Dampf ab" und sind Spannung und Ballast los. Das hilft immer.

Erst mal tief Luft holen und dann die Luft voll rauslassen.

Die Atementspannung

Wie schon zuvor ausgeführt, atmen wir in einer belastenden oder hektischen Situation kurz, schnell und oft angespannt. In einer ruhigen, zufriedenen Situation atmen wir langsamer, tiefer, ausgeglichener. Indem wir uns Zeit und Ruhe nehmen, uns auf den eigenen Atem zu konzentrieren, ihn bewusst wahrzunehmen, vertieft und verlangsamt er sich automatisch.

Indem man den Atem zulässt und nicht blockiert, lösen sich gleichzeitig innere Blockaden und Muskelanspannungen.

In der Atementspannung geht es darum, die Luft ohne Anstrengung in Bauch und Becken (selbst der Beckenboden ist dabei beteiligt) einströmen zu lassen und gelöst, ohne Aktivität wieder ausströmen zu lassen.

Üben Sie die Atementspannung, bevor Sie in außerordentliche Stress-situationen geraten, damit Sie diese Entspannungsreaktion in schwie-rigen Situationen abrufen können. Sie hilft dann sehr schnell. Wenn Sie lernen, Ihren Atem auch in Aufregung zu beruhigen, beruhigen sich gleichzeitig Ihre Nerven und Ihr Gemüt. Außerdem erfrischt die Atementspannung das Denken und die Gehirnzellen, wodurch neue, kreative Ideen vorprogrammiert sind – und sie ist ein richtiges Ener-giedepot.

Die nachfolgende Atementspannungsübung ist einfach, wenn man sie regelmäßig praktiziert. Sie kann später, wenn wir sie verinnerlicht haben, überall eingesetzt werden, an jedem Ort, zu jeder Gelegenheit. Beispielsweise beim Zahn-arzt, vor einem schwierigen Gespräch, nach einer größeren Aufregung, bei Schlafproblemen oder einfach in der Mittagspause und natürlich zur Stressminderung. Man kann sie im Sitzen oder Liegen oder in einer speziellen Entspannungshaltung praktizieren. Der Atem wird dabei gezielt zur Entspannung eingesetzt.

Die Atementspan-nungsübung kann an jedem Ort und zu jeder Gelegenheit eingesetzt werden.

Außerdem kann man sie vor oder nach den Übungseinheiten (siehe „12 x stressfrei in 10 Minuten – die Übungen") einsetzen, je nach-dem, wie viel Zeit Sie gerade investieren wollen. Am Anfang ist es gut, sie in abgeschiedener Ruhe zu üben. Für die meisten ist es leich-ter, sich zunächst mit geschlossenen Augen auf sich selbst und den Atem zu besinnen, aber nach etwas Übung gelingt dies selbst zwi-schen zwei Terminen oder in einer angespannten Situation.

Die Atementspannung ist in fast allen Entspannungstechniken ein grundlegender Punkt, ohne den nichts geht, zum Beispiel bei Yoga, Qigong, Autogenem Training, Entspannung nach Jacobsen oder TrophoTraining.

Studien belegen, dass 15 Minuten muskuläre Tiefenentspannung einen höheren Entspannungseffekt haben als acht Stunden Schlaf. Außerdem soll Tiefenentspannung das Gehirn verändern: tiefe Entspannung, klarer Geist, neue Kraftreserven, geringere Erregbarkeit, verbesserte Konzentration und Abwehrkraft. Ein regelmäßiges zehnminütiges Tiefatmen (oder auch länger) soll nachfolgende Einflüsse haben:

Richtiges Atmen kann Asthmaanfällen vorbeugen und Körper, Geist und Psyche entspannen.

- Entspannung von Körper, Geist und Psyche
- „Freimachen" des Kopfes
- Hilfe gegen Panikattacken
- Senken des Blutdrucks
- Beseitigung bzw. Minimierung von Schlafstörungen, Vertiefung des Schlafes
- Vorbeugen von Asthmaanfälle
- Verbesserung des Sauerstoffgehalts im Blut (in Organen und Zellen)
- Anregung des Stoffwechsels („auf Touren bringen") und der Verdauung

Die Atementspannungsübung

Sie können diese Übung entweder bequem auf dem Rücken liegend oder auf einem Stuhl sitzend ausführen. Wenn Sie sich für das Sitzen entscheiden, dürfen Sie sich gern anlehnen. Setzen Sie sich dabei mit dem Gesäß ganz zurück. Wenn Sie wollen, legen Sie eine leise, ruhige Entspannungsmusik auf.

Schließen Sie die Augen und richten Sie die Aufmerksamkeit nach innen, auf Ihren Atem. Später reicht es, wenn Sie den Blick einfach senken oder in die Weite oder auf einen bestimmten Punkt, der sie nicht ablenkt, schauen.

Geben Sie Ihr Körpergewicht an die Unterlage ab und lassen Sie alle Glieder und Muskeln ganz schwer sein. Lassen Sie Ihren Atem leicht und wie einen Leben spendenden Fluss durch Ihren Körper fließen. Beobachten Sie ihn nur – wie ein Zuschauer. Die Atmung geschieht einfach, ganz ohne Ihr Zutun. Spüren Sie, wie es in Ihnen atmet. Jede Zelle atmet. Der Atem kommt, der Atem geht, immer wieder, wie eine Welle im Ozean. Sie müssen dabei gar nichts tun, er kommt und geht ganz von allein. Sie sind nur stiller Zuschauer und Beobachter. Übergeben Sie sich ganz Ihrem Atem. Lassen Sie ihn kommen, lassen Sie ihn gehen, und warten Sie einfach, bis er von allein wiederkommt. Lassen Sie sich in Ihren Atem hineinfallen und spüren Sie, wie es einfach in Ihnen atmet.

Fragen Sie sich jetzt ganz gelöst: Wie empfinde ich meinen Atem? Ist er dünn oder kraftvoll, ist er Ihnen fremd oder vertraut? Ist er kurz oder lang? Wo in meinem Körper spüre ich meinen Atem? Welche Körperwände werden durch den Atem bewegt?

Wenn Sie wollen, legen Sie jetzt die Hände auf den Bauch und nehmen Sie wahr, ob der Bauch sich beim Ein- und Ausatmen bewegt. Spüren Sie nur nach, ohne den Atem beeinflussen zu wollen. Lassen Sie ihn kommen und gehen, kommen und gehen, und lassen Sie sich jedes Mal in die Ausatmung und Atempause hineinsinken. Mit der Einatmung tanken Sie Kraft, Gesundheit, Energie, Vitalität auf, mit der Ausatmung geben Sie alles Belastende, Verbrauchte, alle Anspannung und Schmerzen ab. Dabei fließt der Atem durch Ihren ganzen Körper, durch jede Zelle, durch alle Anspannungen, bis in die entfernteste Zelle hinein.

Stellen Sie sich vor, wie der Atem durch die Nase einströmt, dann die Luftröhre hinab in die Lungen fließt und sich dort ausbreitet, zuerst in den unteren Lungenteilen, dann in den oberen; so wie Wasser, das langsam aus einer Kanne in ein Gefäß fließt. Stellen Sie sich vor, wie der Atem über das Blut sich im ganzen Körper ausbreitet, wie viele kleine Rinnsale. Jede Zelle erhält den kostbaren Sauerstoff. Sauerstoff ist Energie pur. Energie, die unsere Körperzellen, auch das Gehirn dauernd dringend benötigen. Jede Zelle wird vitalisiert, erfrischt, jung und gesund erhalten. Stellen Sie sich dann auch vor, wie beim Ausatmen die Luft wieder langsam entweicht, wie alles aus dem Körper herausfließt und wie alle Anspannung, alles Verbrauchte und alles Störende mit wegfließt. Lassen Sie alles los, jede Spannung im Körper, alle Gedanken, alle schlechten Gefühle. Der befreiende, freigelassene Atemstrom nimmt alles mit. Dadurch kann Frisches aufgenommen werden.

Stellen Sie sich vor, wie beim Ausatmen aus allen Körperteilen und -geweben sich die Abfallstoffe (beispielsweise Kohlensäure) ihren Weg zur Oberfläche beziehungsweise zu den Lungen bahnt: wie versickertes Wasser sich zu Rinnsalen und schließlich Bächen vereint und dem Meer zufließt.

Geben Sie sich dem Urrhythmus des Atems ganz hin und genießen Sie diesen Energiefluss und diese uralte Kraft in sich. Genießen Sie dabei Ihre sich vertiefende Gelassenheit und Selbstvergessenheit, Ihre innere Freiheit.

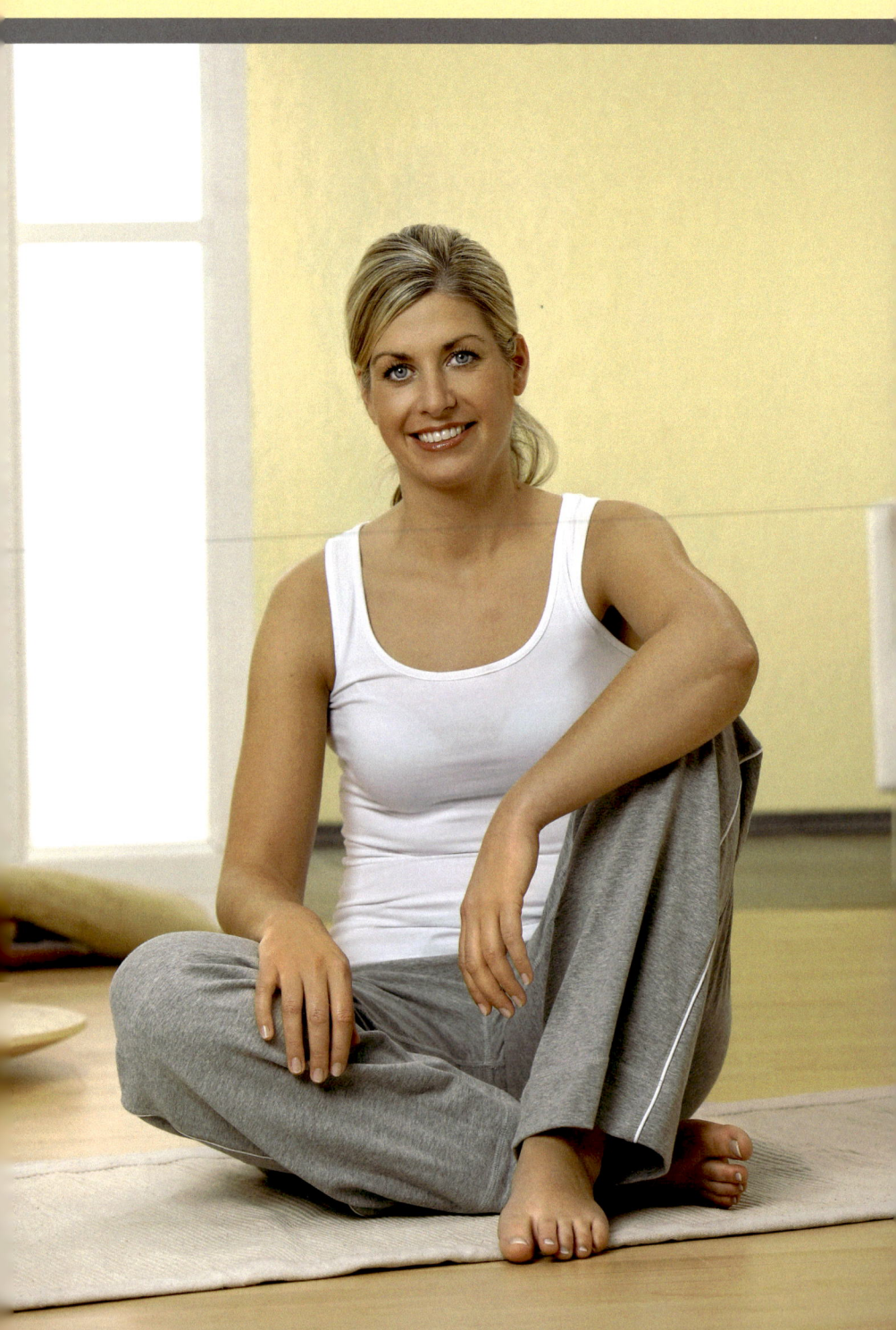

12 x stressfrei in 10 Minuten – die Übungen

Keine Angst, es kommen jetzt weder Arbeit noch Stress auf Sie zu. Die nachfolgenden Übungen sollen vor allen Dingen eins: Spaß machen! Und was Spaß macht, verursacht keinen Stress.

Einführung

In diesem Buch werde ich Ihnen Übungen vorstellen, die Ihnen helfen, immer mehr in den Zustand der Entspannung zu gelangen, aber auch ganz gezielt verkrampfte Muskeln zu lösen. Wenn Sie alle oder einzelne Übungen, die Ihnen besonders gut gefallen oder guttun, regelmäßig ausführen, werden Sie einen nie geahnten Nutzen davon haben. Sie lernen, anders mit Stress und Druck, Ärger und Ängsten umzugehen. Ich vermittle Ihnen nur, was die Natur für den Menschen vorgesehen und gewollt hat, was wir aber in unserer fortgeschrittenen Zivilisation völlig verlernt haben, nämlich zu sich selbst zu kommen, Seele, Geist und Körper als Einheit zu sehen und zu beachten und nicht nur in dauernder Anspannung

Die Übungen zeigen Ihnen, wie Sie anders mit Stress und Co. umgehen können.

zu leben, sondern auch die Zeit der Entspannung zu nutzen. Der menschliche Körper und das menschliche Gemüt sind so angelegt, dass sie nur dann gut funktionieren und nicht krank werden, wenn auch die Zeit der Ruhe und Entspannung nicht zu kurz kommt, sondern einen festen Platz im Leben hat.

Die einzelnen Übungsblöcke haben einen gut durchdachten Aufbau, aber nicht immer müssen Sie eine ganze Übungseinheit absolvieren.

Manchmal genügt auch eine Übung, die Sie sich auswählen und auf die Sie sich ganz einlassen.

Die Übungen wirken ganzheitlich, also auf Körper, Geist und Seele. Wenn Sie nur etwas gegen Ihre verspannten Schultern oder für Ihre angespannten Augen oder den Rücken machen wollen, können Sie die entsprechende Übung aus einer Übungseinheit herausziehen und nur diese ausführen.

Die Übungsblöcke in diesem Buch sind sehr vielseitig, sodass das Üben nicht zum stumpfen Pflichtprogramm wird, sondern auch Spaß und Freude bereitet. Es gibt besondere Entspannungsübungen zum Beispiel für das Gesicht, den Nacken, die Schultern oder die Füße. Mit der Zeit werden Sie sicher einige Lieblingsübungen bevorzugen.

Regelmäßiges Üben ist wichtiger als jede Entspannungsmethode.

Wie für jede andere Übungsmethode gelten auch für meine Übungseinheiten: Regelmäßiges Üben ist wichtiger als jede Methode. Jeder Übende wird eine andere Art entwickeln, wie er/sie sich am leichtesten entspannen kann.

Aufbau der Übungen

Manchmal gebe ich die Ausgangsstellung an, falls nicht beide Hauptpositionen – sitzen oder liegen – möglich sind.

Sitzen: Setzen Sie sich mit dem Gesäß ganz nach hinten auf einen Stuhl und lehnen Rücken und – wenn möglich – Kopf an (Schreibtischstuhl oder anderer Stuhl mit hoher Lehne, Schaukelstuhl oder Sofa, wenn man gut und rücken- beziehungsweise nackenfreundlich darauf sitzen kann). Wichtig ist, dass der Rücken gerade, aber entspannt ist. In der Rückenschule weiß man, dass dies für Entspannungsübungen die beste Position für die Muskeln ist, damit diese nicht verspannen und sich wohl fühlen.

Die Wirbelkörper und der „schwere" Kopf werden gut abgestützt. Im Ayurveda wird betont, dass in dieser Position „keine der starken Energiebahnen im Rücken abgeklemmt wird", sodass dann die Energie, die man beim Entspannen löst, durch den ganzen Körper fließen kann. Im Yoga und der Atemtherapie wird **Wichtig beim Sitzen ist, dass der Rücken gerade, aber entspannt ist.** darauf Wert gelegt, dass die Lungen frei sind und sich ausweiten können. In einer eingesunkenen Haltung ist dies nicht möglich.

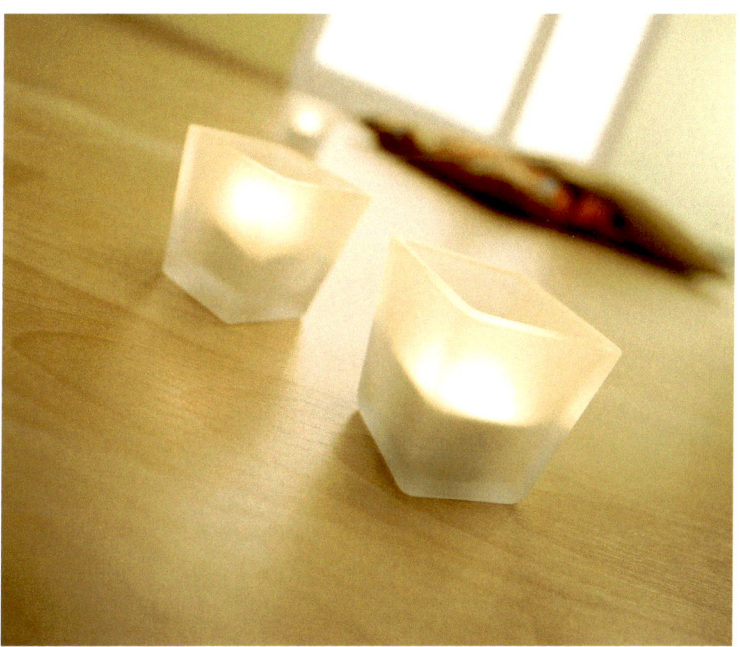

Die Übungen wirken sowohl auf den Körper als auch auf den Geist und die Seele – vor allem aber sollen sie Spaß machen.

Liegen: Wenn Sie sich zu einer Übung oder einer ganzen Übungseinheit hinlegen, sollten Sie sich ein kleines Kissen unter den Kopf und eine Rolle oder zusammengerollte Decke unter die Knie legen. Eine andere Möglichkeit ist, die Beine aufzustellen. In beiden Haltungen kann das Kreuz gut auf dem Boden ruhen und ist entspannt.

Schneider- beziehungsweise Meditationssitz: Bei den Atemübungen bietet sich diese Haltung an, sofern Sie sich darin wohl fühlen und keine Schmerzen (zum Beispiel in den Knien) auftreten, da auch darin der Rücken und die Haltung aufrecht und gerade sind (Abb. 1). Hilfreich ist, auf dem vorderen Teil eines festen Kissens oder einer zusammengelegten Decke zu sitzen, den rechten Fuß unter den linken Oberschenkel zu legen und umgekehrt.

Richtiges Atmen während der Übungen

Einatmen: Atmen Sie immer durch die Nase ein. Dies ist sehr wichtig, da die Nase für die einströmende Luft eine Klima- und Reinigungsanlage darstellt und die Atmung etwas erschwert wird, wodurch vor allem das Zwerchfell gekräftigt wird. Außerdem zieht die Luft am durchlöcherten Siebbein und den Riechzellen am oberen Nasengang vorbei (siehe „Der Weg des Atems").

Ausatmen: Entweder atmen Sie ebenfalls durch die Nase aus, oder Sie setzen die sogenannte Lippenbremse ein: Sprechen Sie ein „Schsch …" oder „Pfff …", oder blasen Sie die Luft mit leicht geöffneten Lippen langsam aus. Besonders bei den Atemübungen kann die dosierte Ausatmen durch die leicht geöffneten Lippen sehr hilfreich sein, um die Luft langsam ausströmen zu lassen und nicht nur die oberen Lungenteile von verbrauchter Luft zu leeren, sondern auch die tieferen. Meistens muss das lange und langsame Ausatmen erst wieder gelernt werden – hier hilft die Ausatmung über die dosierte Lippenbremse.

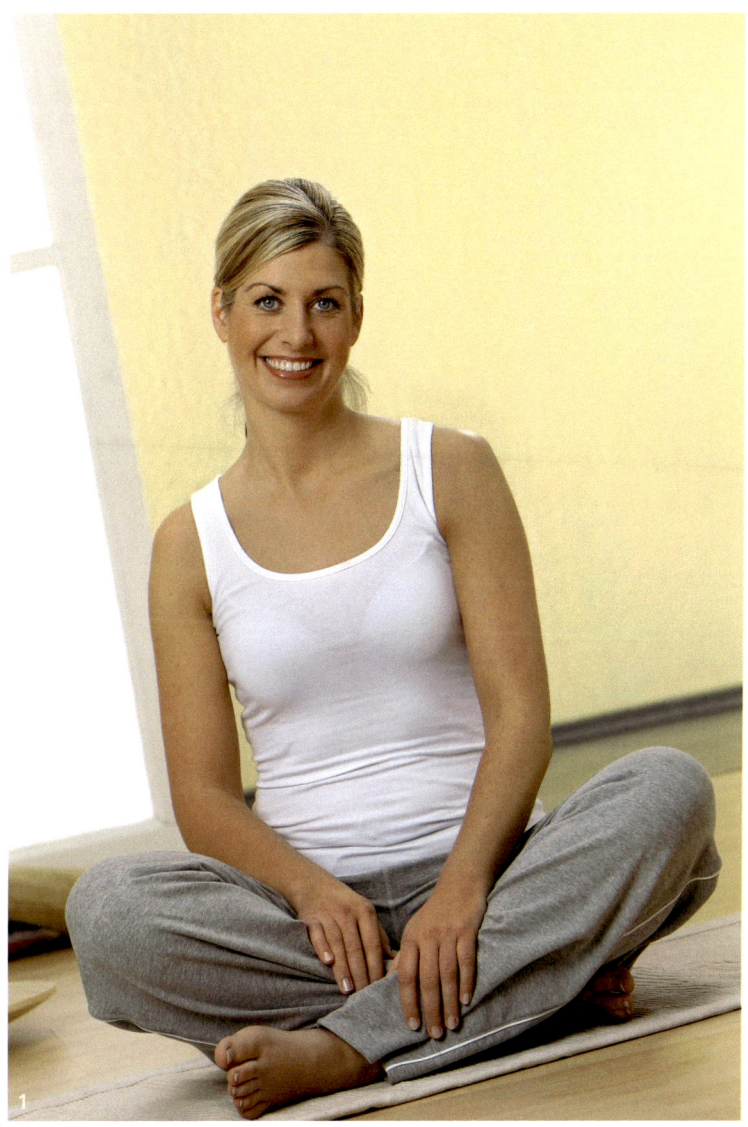

Im Schneidersitz ist der Rücken aufgerichtet und gerade, sodass der Atem gut fließen kann.

1. Übungseinheit: Power für den Atem

In diesem Übungsprogramm geht es allein um den Atem, die größte Kraftquelle in uns. Durch diese Übungen können ungeahnte Energien freigesetzt werden, es können sich auch Ruhe und Entspannung in Körper, Geist und Seele ausbreiten. Sie können die Übungen dieser Übungseinheit nacheinander üben und bei jeder Übung 1–3 Minuten bleiben oder eine der Übungen aussuchen und diese 1–10 Minuten ruhig und gelassen erleben, erfühlen und sich darauf einlassen.

Lassen Sie während der Übungen immer den Atem fließen und halten ihn nicht an.

Übung 1: Gegen Stress

Setzen Sie sich aufrecht und angelehnt auf einen Stuhl, oder legen Sie sich bequem auf eine Unterlage. Die Knie sind entweder mit einer Rolle unterstützt oder aufgestellt. Legen Sie beide Hände auf den Bauch und schließen Sie die Augen, wenn Sie wollen. Lassen Sie Gesicht und Schultern ganz entspannt sein und richten Sie Ihre Aufmerksamkeit auf Ihren Atem. Spüren Sie Ihren Atem in Ihrem ganzen Körper und lassen Sie sich in ihn hineinfallen. Erspüren Sie unter Ihren Händen die Bauchatmung, wie der Bauch sich ausdehnt und wieder zurückschwingt, immer wieder, ganz von allein (Abb. 2).

Nach einer Weile stellen Sie sich vor, wie Sie beim Ausatmen alles abgeben, alle Anspannung, alle Gedanken, alle Probleme. Atmen Sie langsam aus und nehmen Sie sich viel Zeit für die Ausatmung. Sie ist wichtiger als die Einatmung, denn nur in ein leeres Gefäß kann frisches Wasser (Sauerstoff) einfließen. Stellen Sie sich beim Einatmen vor, wie Energie, Kraft und Frische in Sie einströmen. Lassen Sie nach jeder Ausatmung den Atem in einer kleinen Atempause ausklingen.

Diese Übung wirkt (wenn man etwas geübt ist) oft schon nach 30 Sekunden. Wenn Sie sich 5 Minuten Zeit dafür nehmen, ist sie natürlich noch wirkungsvoller. Sollten Sie Einschlafprobleme haben, können Sie diese Übung 10 Minuten und länger im Bett üben.

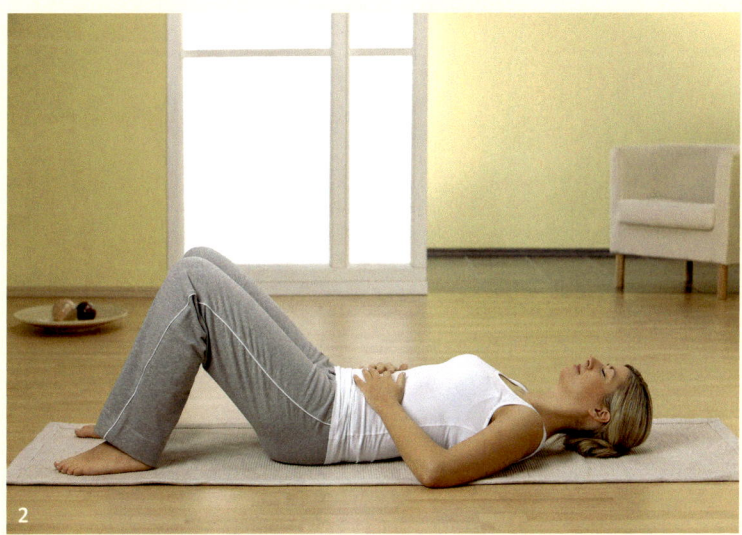

2

Spüren Sie Ihren Atem und die Bewegung Ihrer Bauchmuskulatur.

Übung 2: Nach einer Anspannung

„Wenn Dir der Kopf raucht, solltest Du herzhaft gähnen", raten amerikanische Forscher. Stellen Sie sich aufrecht auf den Boden und heben Sie beide Arme weit nach oben (Abb. 3). Recken und strecken Sie sich, und tun Sie so, als ob Sie abwechselnd mit einer Handfläche jeweils die Zimmerdecke erreichen wollten (Abb. 4). Gleichzeitig versuchen Sie zu gähnen. Der Gähnreiz kommt ganz leicht, wenn man sich vorstellt, eine riesengroße Orange verschlucken zu wollen (Abb. 5). Automatisch öffnet sich dabei der Mund ganz weit, wodurch auch Schlund, Kiefer- und Wangenmuskeln angenehm gedehnt werden. Danach lassen Sie die Arme locker fallen und atmen kräftig und lange aus, am besten mit Lauten, die sich jetzt ganz von allein einstellen (Abb. 6). Genießen Sie dabei die Befreiung, die sich im ganzen Körper einstellt und das Loslassen aller Verspannungen und Abfallstoffe.

Beim Gähnen, das Sie so ganz natürlich zulassen (was man heute leider ja nicht mehr gewöhnt ist), werden Sie ein Gefühl des Durchströmtseins erleben. Beim Ausatmen können Sie alle Anspannung loslassen. Geben Sie sich diesem Loslassen ganz hin. Besonders die Entspannung im Gesichts- und Kieferbereich wird als sehr angenehm empfunden.

„Ein kräftiges Gähnen fördert den Wärmeaustausch im Gehirn", erklären Wissenschaftler der State University of New York in Albany. Sie haben herausgefunden, dass Gähnen nicht müde macht, sondern ganz im Gegenteil die Aufmerksamkeit steigert. Überschüssige Wärme kann so durch das Gähnen abgeführt werden. Wer also einen kühlen Kopf braucht, sollte den natürlichen Gähnreiz wieder zulassen und auch sonst vermehrt gähnen.

Interessanterweise mussten Probanden, die gezwungen waren, ausschließlich durch die Nase zu atmen, viel weniger oft gähnen als Probanden, die durch den Mund atmeten. Man erklärte sich dies damit, dass bei der Nasenatmung das Blut abgekühlt werde und so durch

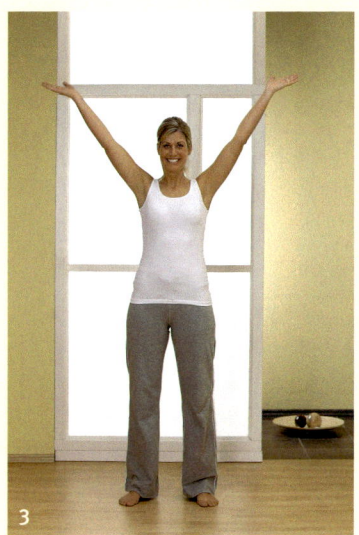

Heben Sie die Arme nach oben.

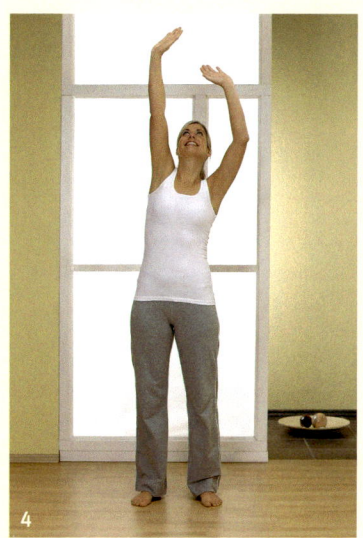

Reichen Sie abwechselnd mit den Händen in Richtung der Zimmerdecke.

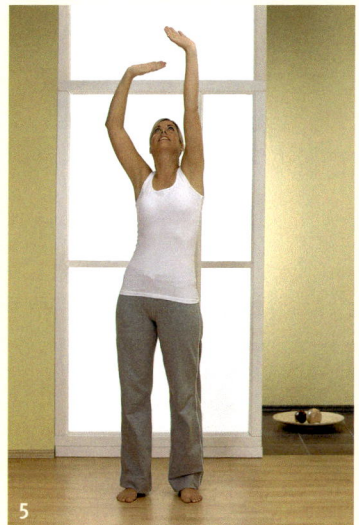

Versuchen Sie dabei herzhaft zu gähnen.

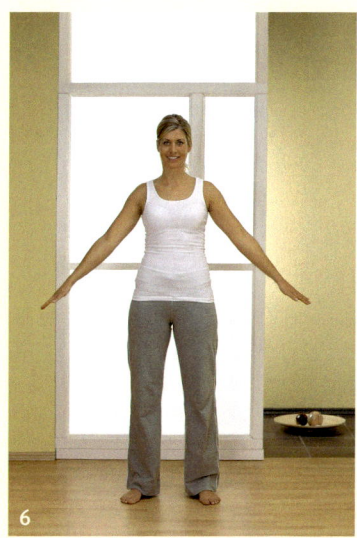

Lassen Sie die Arme fallen und atmen Sie hörbar und kräftig aus.

das Gehirn ströme. Sogar der ansteckende Effekt eines zum Gähnen geöffneten Mundes habe einen evolutionären Sinn: So werde die Aufmerksamkeit einer ganzen Gruppe gesteigert. Menschen, deren Gehirn auf Hochtouren laufe, sollten vermehrt gähnen, damit es nicht „heiß laufe".

Übung 3: Für mehr Ruhe und Energie

Stellen Sie sich mit schulterbreit geöffneten Füßen auf den Boden und lassen die Arme nach unten hängen. Die Fußspitzen zeigen geradeaus oder leicht nach außen. Der Rücken ist aufgerichtet, und die Schultern sind weit. Der Kopf thront auf dem Hals, wie eine Blume auf dem Stängel.

Atmen Sie zuerst ganz aus. Dann stellen Sie sich vor, dass Sie durch die Füße einatmen. Die frische Luft steigt nach oben über die Unterschenkel und Oberschenkel bis zum Becken und Bauch. Ab jetzt nehmen Sie die Arme mit, indem Sie sie im Halbkreis langsam seitlich nach oben führen; die Handflächen zeigen dabei auch nach oben (Abb. 7). Sie stellen sich dabei weiter vor, dass der Atem dabei weiter nach oben strömt: an der Wirbelsäule entlang bis zum Kopf und über die Fingerspitzen bis in den Himmel … (Abb. 8) Danach laaaaangsam ausatmen und die Luft auf dem umgekehrten Weg wieder loslassen, die Arme dabei langsam senken, die Handflächen zeigen nach unten (Abb. 9). Am Ende der Ausatmung die Knie leicht beugen und sich vorstellen (Abb. 10), durch die Füße alle Luft loszulassen. Lassen Sie dabei alle Anspannung mit los.

Wichtig: Die Ausatmung ist länger als die Einatmung, möglichst doppelt so lange. Die Gedanken sind ganz beim Atem.

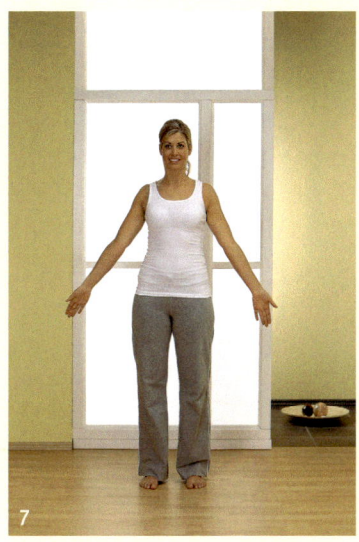

Führen Sie die Arme nach oben, die Handflächen weisen auch nach oben.

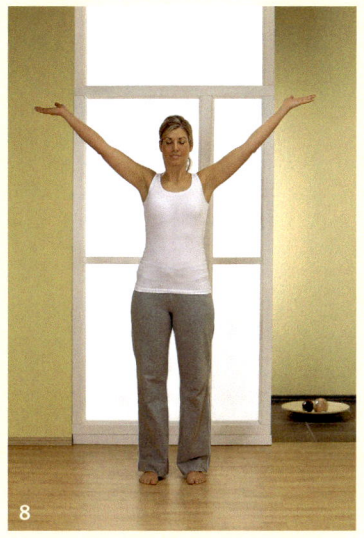

Strecken Sie die Arme weit in die Höhe, atmen Sie tief bis in die Fingerspitzen ein.

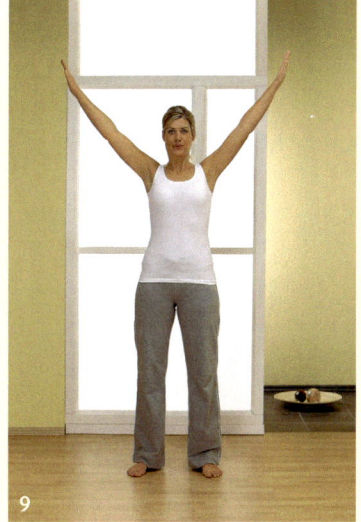

Führen Sie nun die Arme mit den Handflächen nach unten weisend wieder herab.

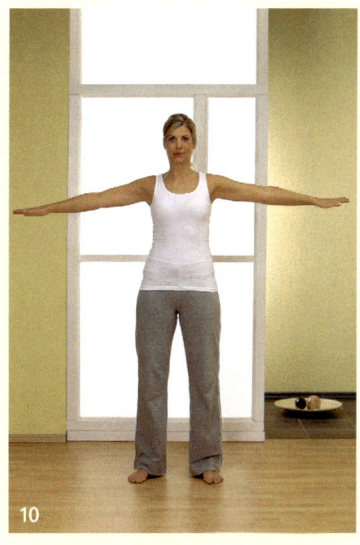

Atmen Sie langsam und bewusst aus.

2. Übungseinheit: Power für gestresste Augen

Die Augen müssen tagtäglich viel aushalten. Wir nehmen viele Eindrücke durch sie auf, und in vielen Berufen müssen sie „hart" arbeiten, allem voran natürlich bei der stundenlangen Arbeit am PC, aber auch bei Tätigkeiten, bei denen man sich auf etwas haargenau konzentrieren muss, wie im Labor, beim Zeichnen, Geld zählen oder beim Untersuchen kleiner Dinge. Außerdem drückt der Mensch unwillkürlich Gefühle mit den Augen aus. Wir nehmen mit den Augen 80 Prozent unserer Eindrücke wahr, die an das Gehirn weitergegeben werden. Augenmuskeln verspannen deshalb leicht. Augenentspannungsübungen sind daher wichtig, um die Augenmuskeln elastisch und entspannt zu halten und die Durchblutung zu fördern. Wenn Sie zum Beispiel stundenlang am Computer sitzen, neigen die Augen mit der Zeit dazu, zu „starren", und da man viel zu selten blinzelt, werden sie trocken und immer empfindlicher. „Wie es in die Augen springt, so springt es in die Seele", sagt der Volksmund – entspannte Augen bewirken auch eine Entspannung der Psyche und eine Auffrischung des Geistes.

Noch ein Tipp: Schauen Sie oft in die Ferne, das entspannt die Augen, und entspannen Sie vor dem Üben bewusst Gesicht und Nacken, denn die Anspannungen der Nackenmuskeln hängen eng mit müden Augen zusammen.

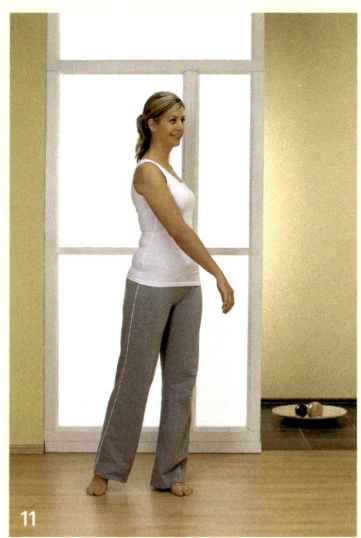
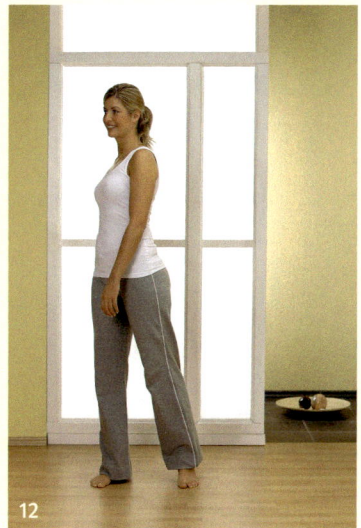

Schwingen Sie mit dem Oberkörper und den Armen locker seitlich hin und her.

Halten Sie den Kopf parallel zu den Schultern. Die Augen wandern über die Umgebung und fixieren nicht.

Übung 1: Schwingen

Stellen Sie sich (wenn möglich ohne Schuhe) mit leicht gegrätsch-ten Beinen auf den Boden; die Fußspitzen leicht nach außen und die Knie nicht ganz durchgedrückt. Die Arme hängen schwer nach unten. Beginnen Sie dann den Oberkörper leicht nach rechts und links zu drehen, die Arme baumeln mit. Lassen Sie diese Bewegung in ein leichtes Schwingen übergehen, wobei die Arme locker mitschwingen (Abb. 11). Wenn Sie nach rechts schwingen, hebt die linke Ferse vom Boden ab; wenn Sie nach links schwingen die rechte. Der Kopf bleibt gerade und schwingt parallel zu den Schultern mit (Abb. 12).

Der Blick ist beim Schwingen immer geradeaus gerichtet und wandert dabei weich über alles hinweg. Stellen Sie sich an Ihrer Nasenspitze einen Stift vor, mit dem Sie alles leicht anmalen, worüber Ihr Blick gleitet. Lassen Sie die Umwelt an sich vorbeiziehen; halten Sie nichts fest.

Ebenso wichtig: Lassen Sie den Atem gelöst mitschwingen, denn tiefes, rhythmisches Atmen ist eine Voraussetzung für Entspannung und gutes Sehen. Wenn Sie diese Übung machen, werden Sie feststellen: Bis zum 60. Schwung entwickelt sich die gewünschte Entspannung und von da bis zum 100. Schwung genießen Sie erst das Gefühl der vollkommenen Befreiung der Nerven und Muskeln: Jeder Wirbel des Rückgrats ist gelockert, alle inneren Organe sind entspannt. Die Augen machen – ohne dass es Ihnen bewusst wird – die vielen unwillkürlichen vibrierenden Bewegungen mit, die zum besseren Sehen beitragen. Kümmern Sie sich aber nicht um die Augen; diese unwillkürlichen Bewegungen können Sie doch nicht wahrnehmen. Festzustellen sind sie nur an dem Eindruck, das Zimmer ziehe in entgegengesetzter Richtung an den Augen vorüber, als wäre es ein Eisenbahnzug, der hin- und herfährt.

Übung 2: Blinzeln

Eine der wichtigsten Übungen für angespannte und trockene Augen: Setzen Sie sich aufrecht oder angelehnt auf einen Stuhl und legen die Hände locker auf den Oberschenkeln ab, am besten mit den Handflächen nach oben, weil diese Haltung entspannter und „offener" ist. Stellen Sie sich dann zwei Schmetterlingsflügel vor und lassen Ihre Augenlider 15–30 Sekunden leicht wie Schmetterlingsflügel flattern. Schließen Sie die Augen und spüren dem Gefühl einen Moment nach. Wiederholen Sie diese Übung 4- bis 6-mal.

Variation: Beim Blinzeln mit den Augen nach oben, dann nach unten schauen; einige Male wiederholen.

Wenn Sie stundenlang am PC sitzen, sollten Sie diese Übung häufig auch zwischendurch üben. Sie lockert den Ziliarmuskel – das ist der Muskel des Auges, der die Augenlinse in verschiedene Krümmungsstadien bringt und somit verschiedene Brechwerte herstellt –, die Augen- und Schultermuskeln, entspannt die Augen und macht die Augenlinse beweglich.

Übung 3: Yoga für die Augen

Eine tolle Übung für die Beweglichkeit der Augenmuskeln: Blinzeln Sie zuerst ein paar Mal entspannt mit den Augen. Achten Sie dabei auf einen entspannten Nacken und ein entspanntes Gesicht. Lassen Sie die geöffneten Hände locker auf dem Schoß liegen.

1. Übungsteil: Blicken Sie zunächst waagerecht nach vorne auf einen bestimmten Punkt (beispielsweise auf einen Baum vor dem Fenster oder ein schönes Bild an der Wand) (Abb. 13). Dann öffnen Sie die Augen weit nach oben, ohne dass der Kopf sich mitbewegt (Abb. 14). Dies etwa 4 Sekunden halten, dann die Augen einen Moment wieder nach vorne richten, anschließend die Augen weit nach unten bewegen (Abb. 15), 4 Sekunden halten und mit den Augen wieder zur Mitte zurückgehen. Bewegen Sie die Augen dann nach rechts (Abb. 16) und anschließend nach links auf die gleiche Weise (Abb. 17). Schließen Sie die Augen ganz entspannt und spüren der Entspannung nach. Atmen Sie die ganze Zeit über gelöst weiter (Abb. 18).

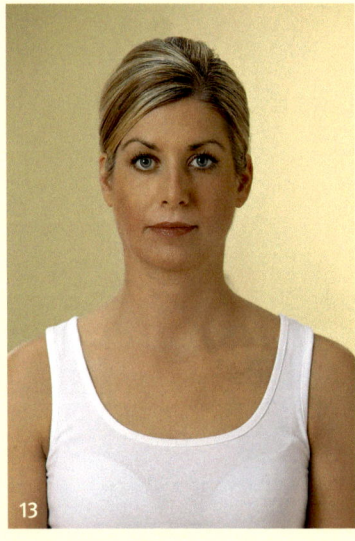

13

Blicken Sie entspannt nach vorne.

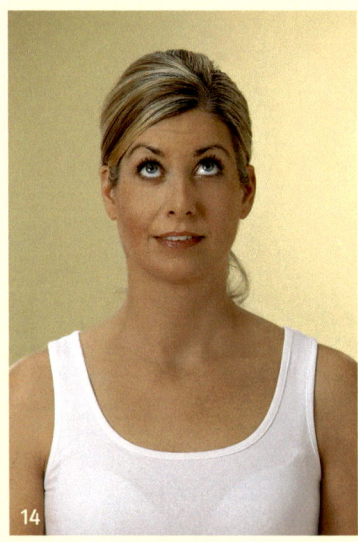

14

Schauen Sie nach oben, ohne dabei den Kopf zu bewegen.

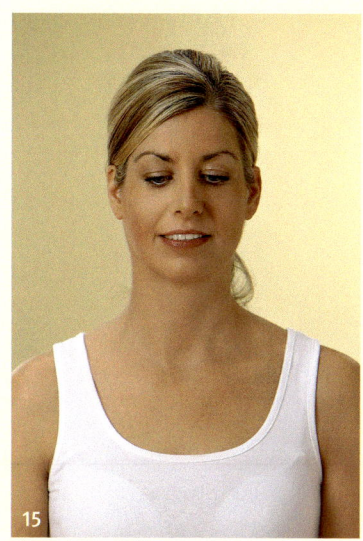

Blicken Sie nach unten.

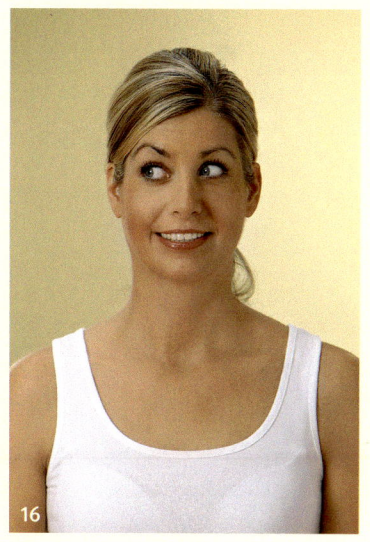

Schauen Sie nach rechts.

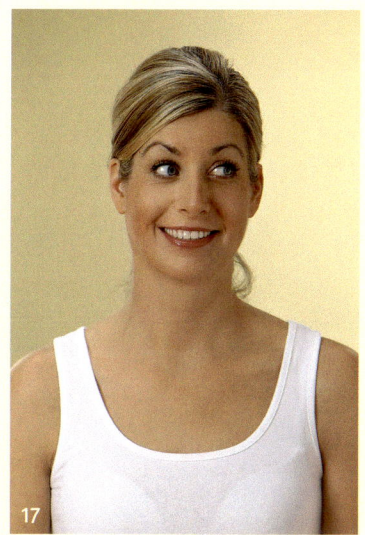

Bewegen Sie die Augen nach links.

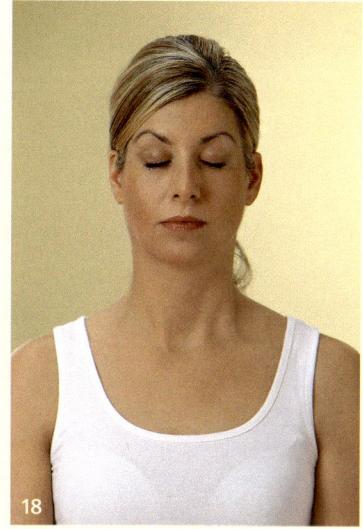

Schließen Sie die Augen und entspannen Sie.

2. Übungsteil: Nachdem die Bänder der Augen in alle Richtungen gelockert und gedehnt wurden, lassen Sie die Augen langsam 2- bis 4-mal in die eine, dann 2- bis 4-mal in die andere Richtung kreisen. Danach wieder die Augen schließen und entspannen.

Variation: Sie können die Augenbewegungen auch mit dem Atem verbinden: Wenn Sie die Augen nach oben (unten oder zur Seite) führen, atmen Sie ein, wenn Sie nach vorne schauen, atmen Sie langsam und lange aus.

Übung 4: Beklopfen der Augäpfel

Schließen Sie die Augen und beklopfen die Augenlider ganz sanft mit den Kuppen der Mittelfinger. Beginnen Sie unten bei den Wimpern und klopfen immer von innen (von der Nasenwurzel her) nach außen. Wandern Sie dabei immer etwas höher. Fühlen Sie diese entspannende Übung bewusst mit, seien Sie mit Ihren Gedanken voll dabei.

Übung 5: Augenmassage

Um die Durchblutung des gesamten Augenbereichs anzuregen, ist diese Massage sehr empfehlenswert: Streichen Sie mit den Fingerkuppen der Mittelfinger von den inneren Augenwinkeln an unter den Augenbrauen langsam und sanft nach außen (Abb. 19, 20). Vom äußeren Augenwinkel klopfen Sie dann unter den Augen auf dem Jochbein wieder zurück bis zu den inneren Augenwinkeln (Abb. 21, 22).

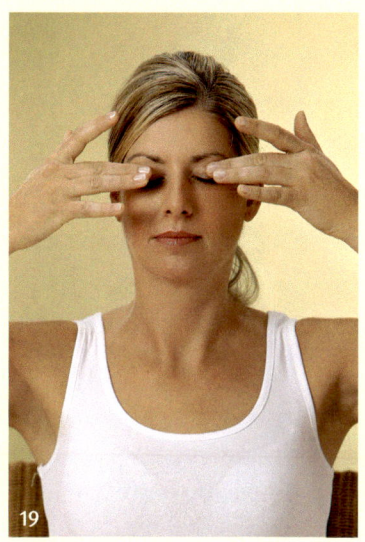

Streichen Sie sanft nach außen.

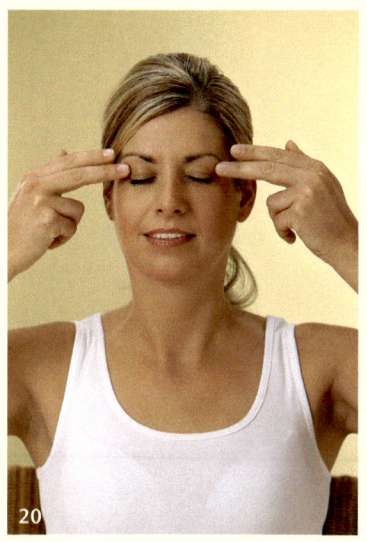

Bis zum äußeren Augenwinkel.

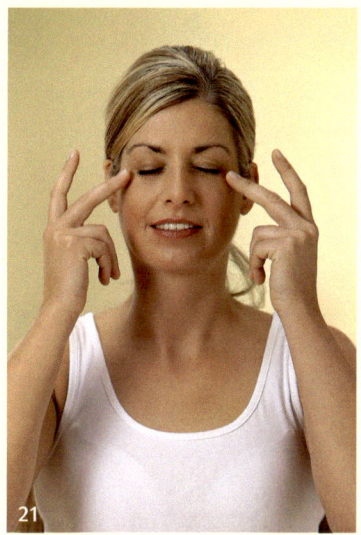

Klopfen Sie auf dem Jochbein
in Richtung Augeninnenwinkel.

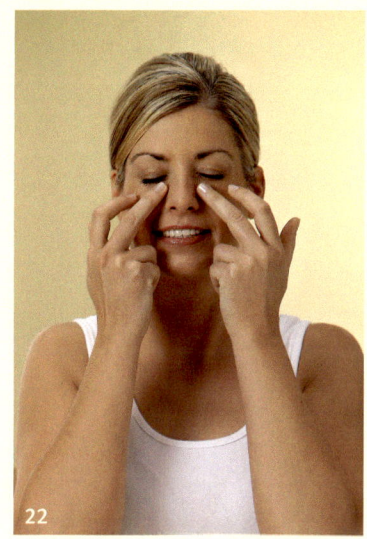

Enden Sie im Augeninnenwinkel
der Unterlider.

Übung 6: Handauflegen

Diese Übung ist für die Augen eine besonders intensive Entspannungs-
übung, aber sie wirkt ebenfalls für den „ganzen" Menschen – für Körper, Geist und Seele.

Reiben Sie zuerst beide Hände gegeneinander, bis sie warm sind, und
legen Sie sie dann leicht gehöhlt über die Augen, ohne die Lider zu
berühren. Falls Sie den Kopf nicht anlehnen können, sollten Sie ihn
entspannt leicht nach vorne neigen und in die Hände sinken lassen.
Die Handteller ruhen am Unterkiefer, die Fingerspitzen auf der Stirn
(Abb. 23). Genießen Sie nun nur die Wärme und die Dunkelheit. Noch
entspannender wird die Übung, wenn Sie sich dabei ein schwarzes
Stück Samtstoff vorstellen. Lassen Sie den Atem frei fließen und genießen einfach die Dunkelheit, die Entspannung der Augen, des Gesichts
und Ihrer Gedanken.

Nachdem Sie die Hände nach 30–60 Sekunden wieder entfernen, nehmen Sie bewusst wahr, wie viel klarer und frischer jetzt die Welt um
Sie herum aussieht. Alle Farben sehen Sie jetzt intensiver.

Spüren Sie die Wärme und Entspannung!

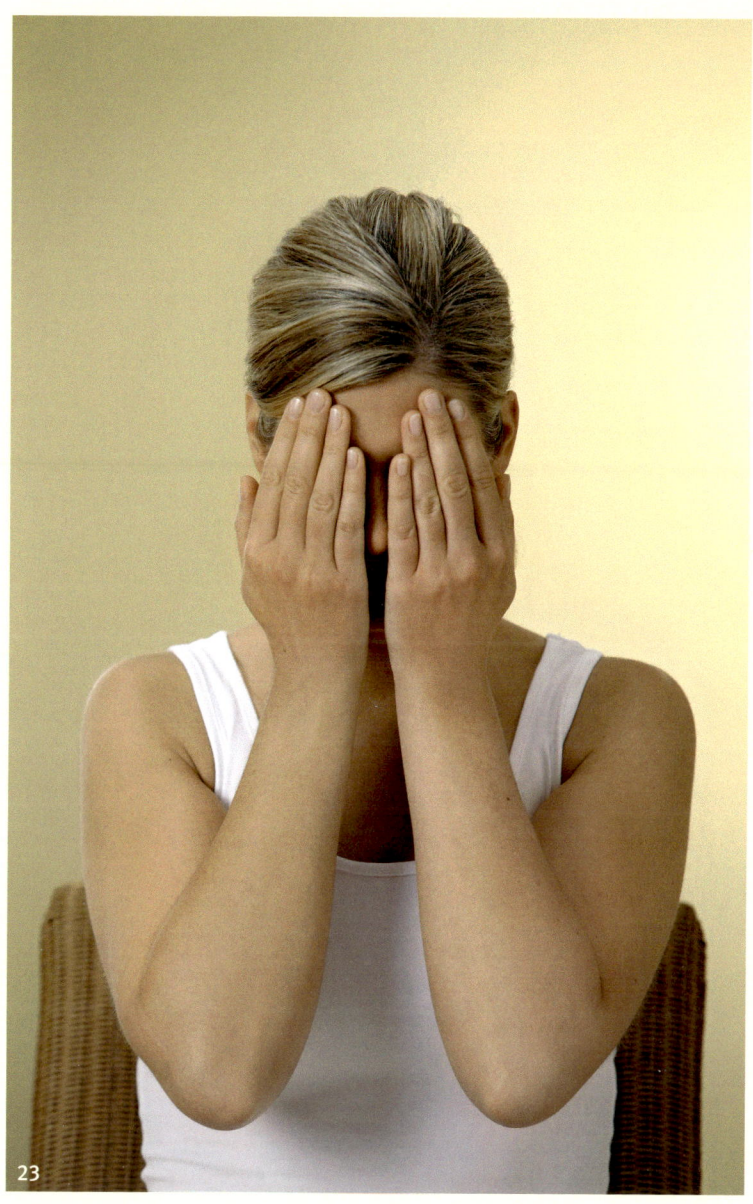

23

Spüren Sie die Wärme, die von Ihren Handflächen ausgeht.

Übung 7: Augenbäder nach Kneipp

Gönnen Sie Ihren Augen öfter zwischendurch ein Augenbad. Dies hilft gegen Brennen, Rötungen, Entzündungen und überanstrengte Augen. Füllen Sie in eine Waschschüssel oder ein Waschbecken kaltes Wasser, eventuell mit dem Wirkstoff Augentrost, neigen Sie dann den Kopf darüber und tauchen für 4–5 Sekunden Stirn, Augen und Nase ein (Abb. 24 – 26). Rollen Sie währenddessen die geöffneten Augen oder öffnen und schließen Sie sie im Wechsel.

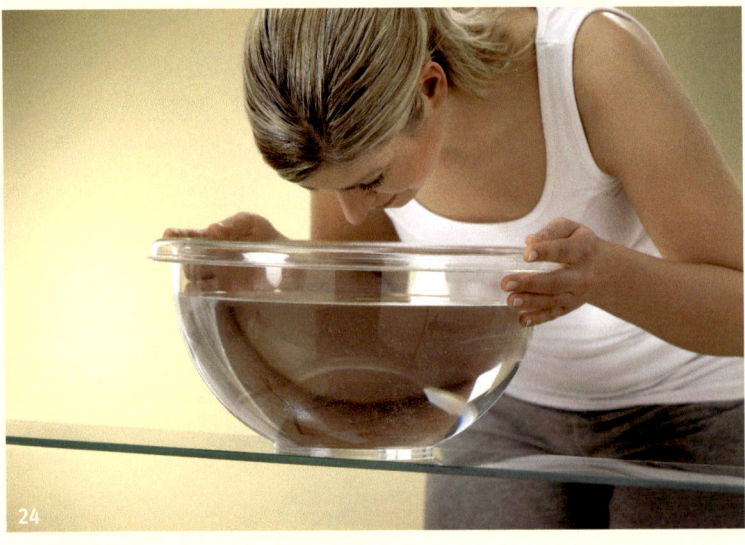

24

Tauchen Sie ein in die wohltuende Frische!

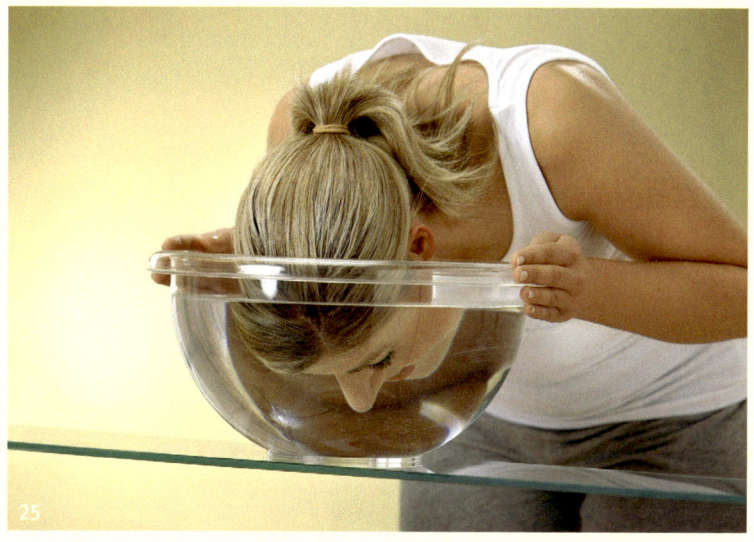

Hier ist gute Laune vorprogrammiert.

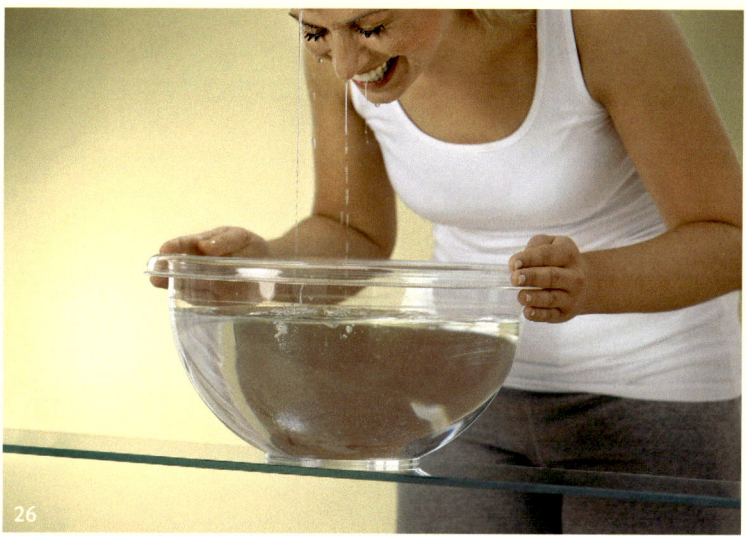

Die Augen sind erfrischt und entspannt.

3. Übungseinheit: Power für die Seele

Manchmal haben wir einfach nur schlechte Laune, das heißt, wir fühlen uns schlecht, unzufrieden, antriebslos, lustlos, enttäuscht. Die Seele leidet. Diese Übungen helfen, dass wir wieder in ein seelisches Gleichgewicht kommen oder aber es behalten. Schaukeln und wiegen entspannt, beruhigt und verstärkt die Tiefenatmung. Wiederholende sanfte Bewegungen wirken auf unsere Seele beruhigend und massieren den Körper mit seinen Muskeln und Geweben.

Übung 1: Wiegen wie ein Baum

Der Wind bewegt den Baum, aber er steht fest. Genauso bewegen Sie sich jetzt im aufrechten Stehen: Die Beine sind hüftbreit geöffnet, die Arme hängen locker herab (Abb. 27). Sie können die Augen schließen, um sich ganz auf sich selbst und die angenehme schaukelnde Bewegung konzentrieren zu können. Spüren Sie zuerst Ihrem festen Stand nach. Die Füße stehen fest auf dem Boden, als ob sie verwurzelt sind. Beginnen Sie dann das Gewicht von einem Fuß auf den anderen zu verlagern, ohne dass die Füße abheben (Abb. 28, 29). Zumindest die Zehen bleiben immer in Bodenkontakt. Wiegen Sie auf diese Weise „wie ein Baum im Wind" hin und her, hin und her, ruhig 30 Sekunden oder 60 Sekunden oder mehr. Lassen Sie dabei den Atem ruhig und gelöst fließen, und spüren Sie sich nur in diese Wiegebewegung hinein.

Sie werden danach nicht nur stabiler stehen, sondern auch ein gutes Gefühl in sich haben.

Variation: Schließen Sie an diese Übung die 1. Übung „Schwingen" aus der Übungseinheit „Power für gestresste Augen" an.

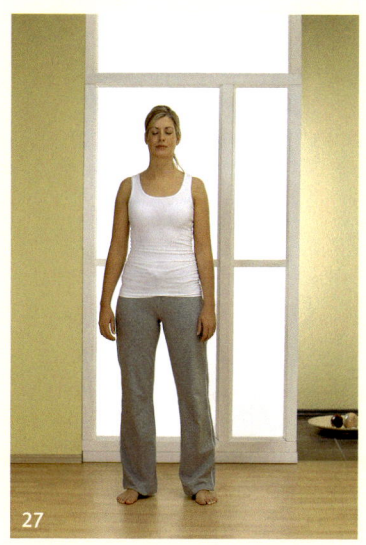

Stehen Sie mit den Füßen fest am Boden und spüren Sie Ihre Verbundenheit.

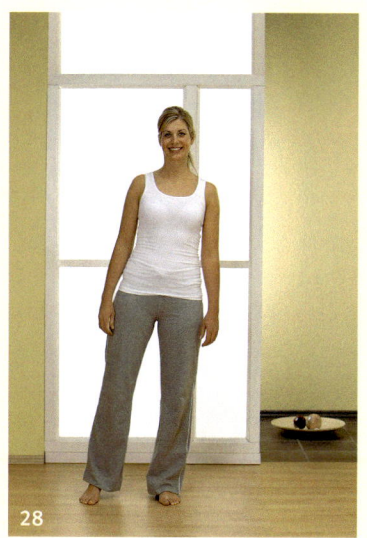

Verlagern Sie das Gewicht nach links.

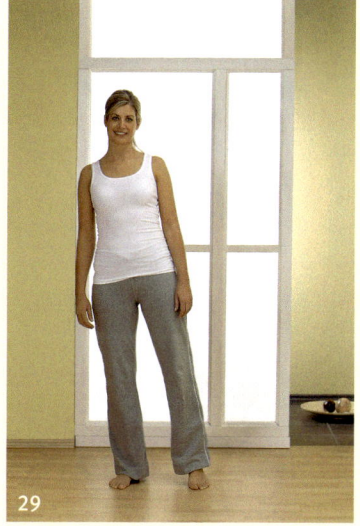

Wiegen Sie nach rechts, ohne den festen Stand zu verlieren. Wiederholen Sie die Übungen.

Übung 2: Schaukeln im Meer

Setzen Sie sich für diese Qigong-Übung aufrecht auf das vordere Drittel eines Stuhls. Die Füße stehen fest auf dem Boden, die Knie stehen hüftbreit auseinander, die Hände liegen auf den Oberschenkeln und die Handflächen zeigen nach oben.

Schließen Sie die Augen, oder schauen Sie vor sich auf einen festen Punkt. Neigen Sie dann den Oberkörper abwechselnd sanft nach rechts und links (Abb. 30, 31). Das Becken bleibt dabei ruhig.

Variation 1: Der Oberkörper bleibt dieses Mal aufrecht und Sie verlagern das Gewicht von einer Gesäßseite zur anderen.
Variation 2: Schaukeln Sie den Oberkörper aus den Hüftgelenken heraus sanft vor und zurück.
Variation 3: Kreisen Sie den aufrechten Oberkörper (mit gerader Wirbelsäule) einige Male rechts und einige Male links herum.
Den Atem dabei immer locker und gelöst fließen lassen.

Übung 3: Oberkörper drehen

Setzen Sie sich für diese Feldenkrais-Übung wie oben auf das vordere Drittel eines Stuhls. Legen Sie dieses Mal die Hände mit den Handflächen auf die Oberschenkel. Achten Sie zunächst auf eine aufrechte Haltung. Der Kopf thront und die Schultern sind nicht hochgezogen. Fixieren Sie einen Punkt waagerecht vor sich und drehen dann langsam Oberkörper und Schultern nach links und nach rechts (Abb. 32, 33). Der Kopf bleibt in der Mittelposition, das Gesicht ist entspannt. Konzentrieren Sie sich auf diese fließende, angenehme Bewegung und lassen den Atem gelöst mitfließen.

Variation: Die gleiche Bewegung wie oben, aber der Kopf geht mit.

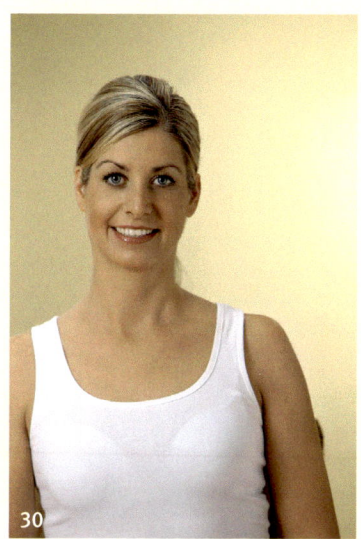

Die Gewichtsverlagerung lässt den Oberkörper schaukeln.

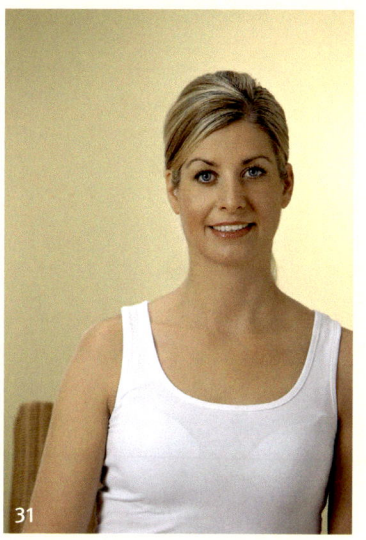

Schaukeln Sie zu beiden Seiten.

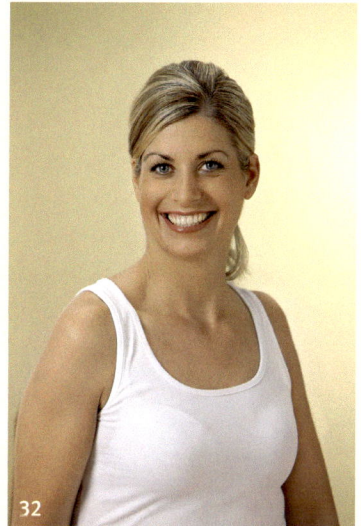

Drehen Sie den Oberkörper aus der Hüfte heraus.

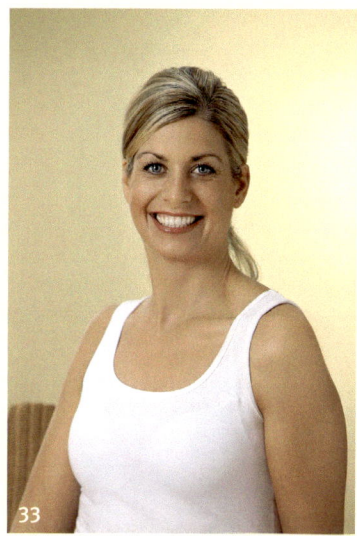

Wiegen Sie sich zu beiden Seiten.

Übung 4: Pendeln des Oberkörpers

Setzen Sie sich wie beim Yoga in den Schneidersitz und verschränken die Arme vor dem Oberkörper, sodass die rechte Hand auf der linken Schulter und die linke auf der rechten Schulter ruhen (Abb. 34). Der Rücken ist gerade aufgerichtet. Beginnen Sie nun mit dem ganzen Oberkörper nach rechts und links hin und her zu pendeln (Abb. 35, 36). Wenn Sie wollen, schließen Sie die Augen dabei und lassen den Atem gelöst fließen.

Variation 1: Mit dem Oberkörper einige Mal rechts und einige Male links herum kreisen. Genießen Sie diese fließende Bewegung.

Variation 2: Wie oben hin und her pendeln, aber diesmal hebt die rechte Gesäßhälfte ab, wenn Sie nach links pendeln und umgekehrt.

Variation 3: Alle Übungen wie oben, jedoch dabei die Arme nach oben in Richtung Decke strecken und die Hände verschränken, wobei die Handflächen nach oben zeigen.

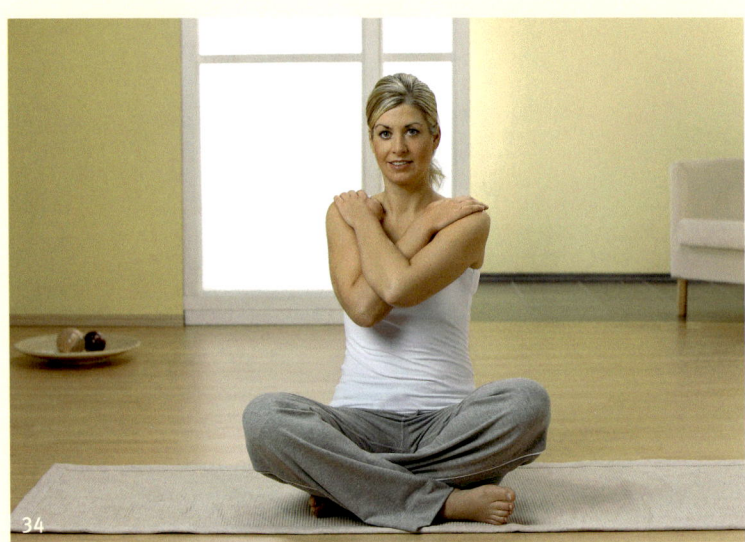

34

Setzen Sie sich in den Schneidersitz und verschränken die Arme.

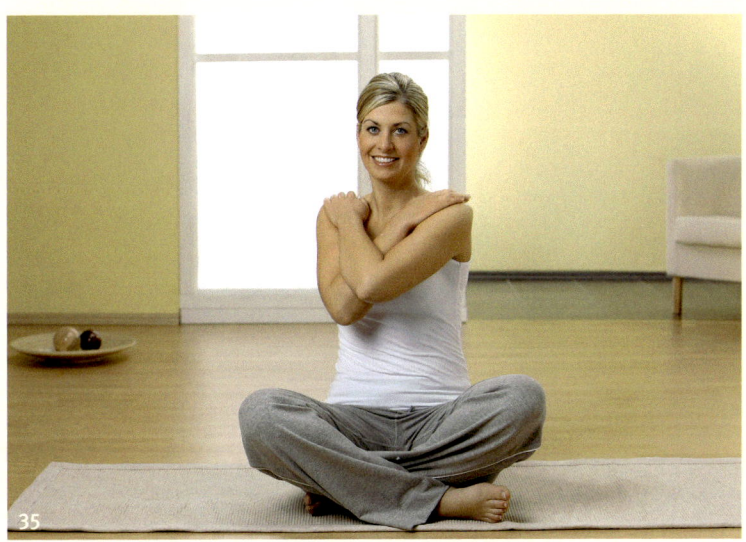

Bewegen Sie den Oberkörper nach rechts.

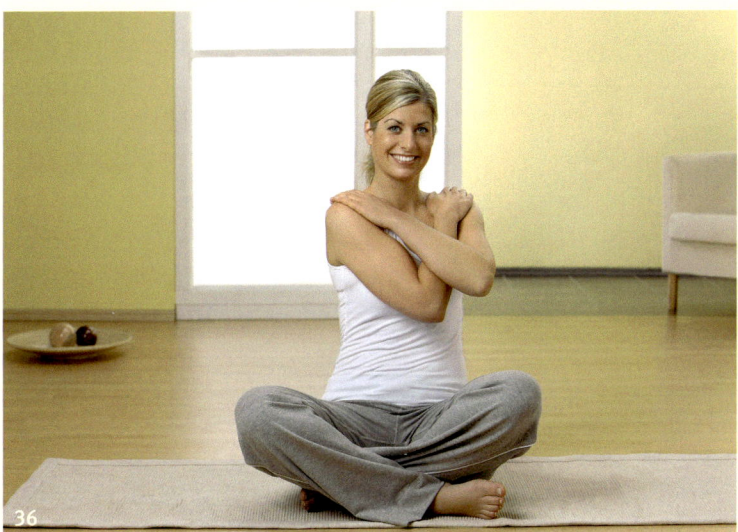

Pendeln Sie dann nach links.

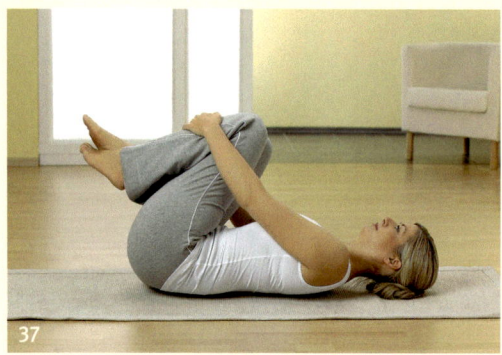

Beginnen Sie mit kleinen Bewegungen, die langsam größer und wieder kleiner werden.

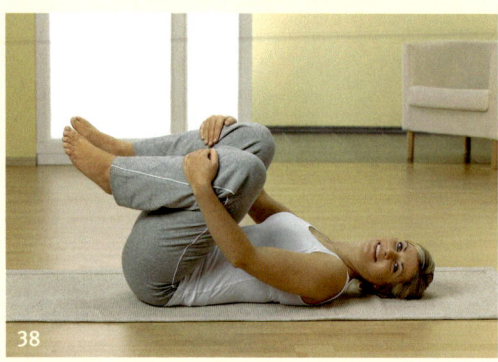

Achten Sie auf einen ruhigen Atem.

Übung 5: Beckenschaukel

Dies ist eine sehr angenehme Übung, die besonders dem unteren Rücken guttut. Legen Sie sich auf den Boden und ziehen die Knie mit beiden Händen zum Bauch, wobei die Knie hüftbreit geöffnet sind (Abb. 37). Dann beginnen Sie, die Knie in kleinen Bewegungen hin und her zu schaukeln (Abb. 38). Diese Schaukelbewegung darf langsam größer werden, dann wieder kleiner. Spüren Sie diese angenehme Schaukelbewegung bewusst mit und lassen den Atem gelöst fließen. Nach 30 – 60 Sekunden die Beine aufstellen und nachspüren. Sie werden merken, wie gut diese Übung der Lendenwirbelsäule tut.

4. Übungseinheit: Power für das Gehirn

Manchmal fühlt sich das Gehirn angespannt, wie „ausgepowert". Je mehr die Anspannung aber steigt, desto unkreativer werden wir. Hier hilft es, immer wieder eine kleine Entspannungspause für das Gehirn einzuschieben. Danach fühlt es sich wieder „leichter" an, wird wieder aufnahmefähiger, leistungsfähiger und kreativer. Auf jeden Fall sollten Sie viel trinken, denn das Gehirn benötigt viel Flüssigkeit: Wasser, Früchtetees oder zum Beispiel Apfelschorle. Das Gehirn ist ein „Energievielfraß": Es benötigt für seine Arbeit jede Menge Sauerstoff. Das Gehirn macht zwar nur zwei Prozent des Körpergewichts aus, verbraucht aber 20 Prozent der Energie (der Nährstoffe und des Sauerstoffs), die wir unserem Körper zuführen.

Gehen Sie immer wieder mal an die frische Luft oder öffnen das Fenster. Atmen Sie tief durch und gewöhnen sich einen „langsamen Atem" an. Das Gehirn ist auch abhängig von einer guten Durchblutung, denn nur dadurch wird es mit Sauerstoff und Nährstoffen versorgt. Außerdem benötigt es genügend Ruhepausen, damit es immer wieder regenerieren kann. Danach arbeitet es „zum Dank" umso besser.

Auch Gerüche wirken stark auf das Gehirn. Riechen Sie mal an einer Rose, träufeln Sie ein Aromaöl in ein Gefäß oder auf ein Taschentuch und schnuppern daran. Zitronenaroma fördert zum Beispiel die Konzentration, Pfefferminz belebt den Geist, Lavendel beruhigt. Auch ruhige Musik oder Naturgeräusche von außen vermitteln Ruhe und Entspannung. Und wie Sie schon wissen, Gähnen ist immer gut für das Gehirn.

Übung 1: Bewegung

Das Gehirn benötigt viel Sauerstoff, den er in der Bewegung am besten aufnehmen kann. Wissenschaftler entdeckten, dass der Mensch in der Bewegung besser lernt und das Gehirn besser arbeitet. Wenn Ihr Gehirn „raucht" oder angespannt ist von vielem Denken, Nachdenken oder Überlegen, ist dies eine sehr gute Übung, um „abzuschalten" und das Gehirn mit mehr Sauerstoff zu versorgen.

Gehen Sie, wenn Sie die Möglichkeit haben, im Freien, ansonsten im gut durchlüfteten Zimmer langsam auf und ab. Hier kommt es besonders auf die „Achtsamkeit" an. Machen Sie kleine Schritte, rollen Sie die Füße langsam und bewusst ab und achten Sie auf jeden einzelnen Schritt (Abb. 39). Ihre Gedanken sind ganz bei dem Vorgang des Gehens. Beobachten Sie sich selbst: wie Sie einen Fuß mit der Ferse aufsetzen, abrollen, den anderen Fuß heben, aufsetzen, abrollen … Lassen Sie den Atem dabei frei fließen. Ihre Haltung ist aufrecht. Die Schultern sind nicht hochgezogen, der Rücken ist aufrecht und der Kopf thront auf der Wirbelsäule. Das Gesicht ist entspannt, als ob Sie lächeln.

Variation: Atmen Sie 2−4 Schritte ein und 4−8 Schritte aus. Wenn möglich, doppelt so lange ausatmen wie einatmen, jedoch ohne Druck, ganz locker und entspannt.

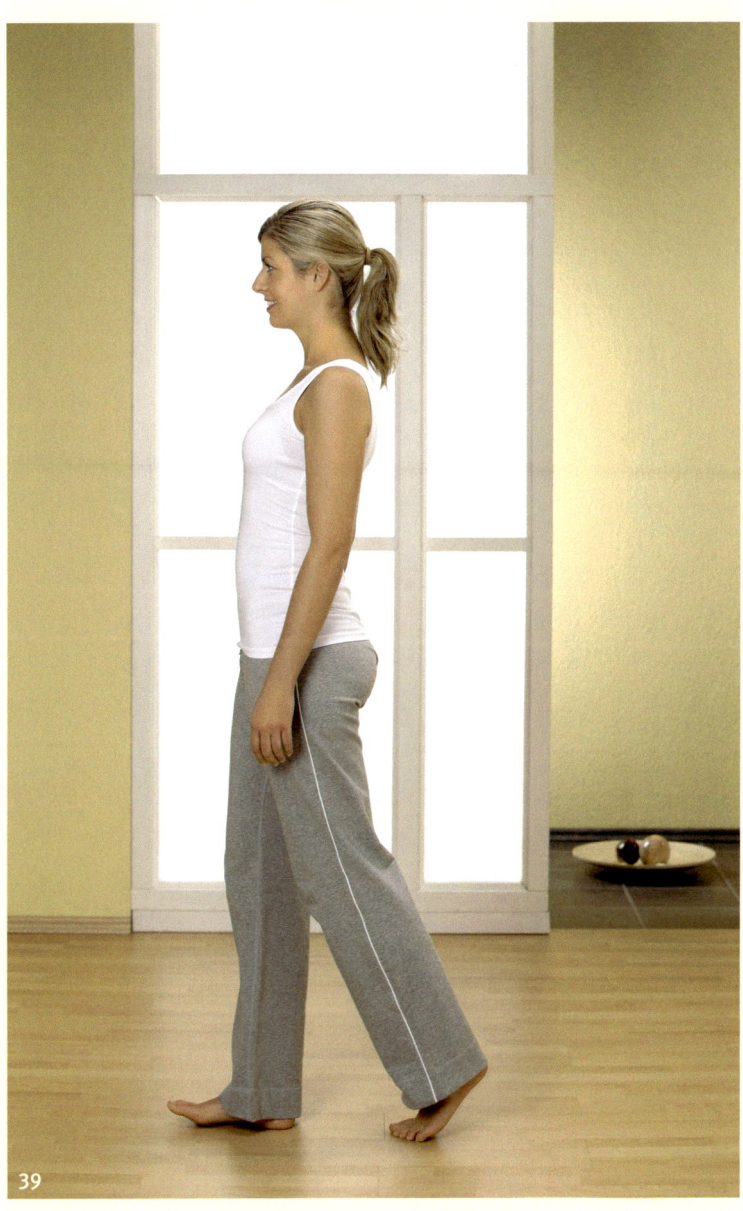

39

Gehen Sie bewusst und spüren Sie die einzelnen Schritte.

Übung 2: Nasenatmen im Wechsel

Setzen Sie sich aufrecht auf einen Stuhl (mit Lehne) und schließen Sie die Augen, wenn Sie wollen, um sich ganz auf den Atemstrom konzentrieren zu können. Legen Sie dann den rechten Daumen an das rechte Nasenloch und halten dieses zu (Abb. 40). Atmen Sie langsam durch das linke Nasenloch ein, dann halten Sie mit dem Zeigefinger der gleichen Hand das linke Nasenloch zu und lassen die Luft langsam, mit Geduld, durch das rechte Nasenloch ausströmen. Wiederholen Sie diese Übung 4-mal und spüren dann entspannt nach, wie sich der Atem verändert und vertieft hat. Danach gegengleich üben. Spüren Sie während der Übung, wie die Luft am oberen Nasengang, an dem gelöcherten Siebbeinknochen und den Geruchsnerven vorbeiströmt und beim Einatmen das Gehirn kühlt und erfrischt. Beim Ausatmen geben Sie alle Anspannung mit ab.

Diese Übung stärkt außerdem das Zwerchfell. Legen Sie die freie Hand auf den Bauch und spüren der Bauchbewegung nach.

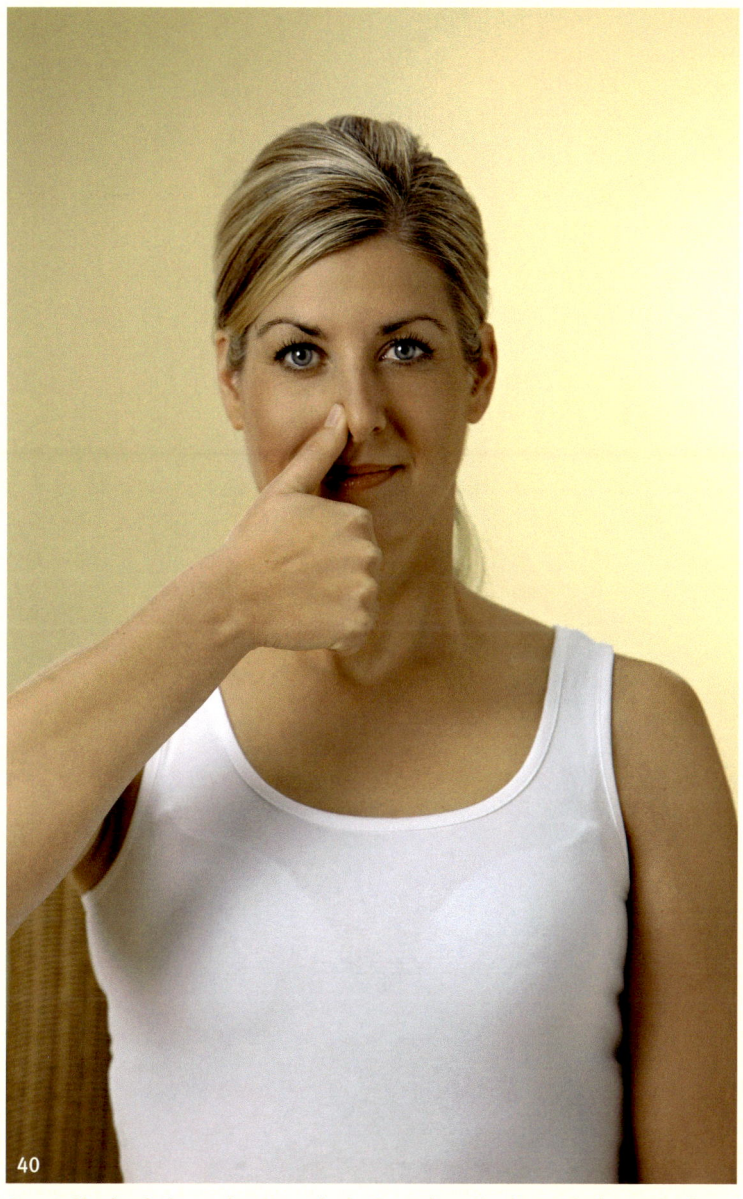

40

Atmen Sie durch das rechte Nasenloch ein. Halten Sie dann mit dem Zeigefinger derselben Hand das rechte Nasenloch zu und atmen Sie durch das linke Nasenloch langsam wieder aus.

Übung 3: Beklopfen des Hinterkopfes

Eine wunderbare Übung, um die Durchblutung des Gehirns zu verbessern.

Beklopfen Sie Ihren Hinterkopf mit den Fingerkuppen aller Finger, außer dem Daumen, von vorne nach hinten. Beginnen Sie in der Mitte am Scheitel (Abb. 41) und klopfen langsam in Richtung Nacken (Abb. 42, 44). Dann die Finger etwas weiter außen ansetzen und wieder nach unten klopfen, danach noch weiter außen ansetzen und um die Ohren klopfen (Abb. 42). Klopfen Sie 15–30 Sekunden, danach die Hände entspannt ablegen und nachspüren. Wiederholen Sie die Übung, sooft Sie wollen. Wichtig ist das Nachspüren nach jeder Klopfphase. Nehmen Sie bewusst wahr, wie angenehm entspannt sich danach die Kopfhaut anfühlt und wie gut sie jetzt durchblutet ist. Nehmen Sie sich am Schluss der Übung zum Nachspüren besonders viel Zeit. Wenn Sie wollen, schließen Sie die Augen dabei und entspannen auch Ihre Gesichtszüge.

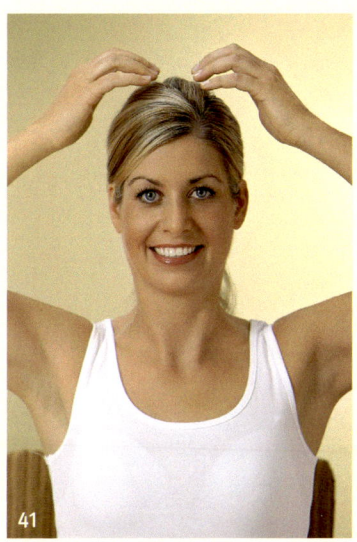

Beginnen Sie die Klopfmassage oben am Scheitel.

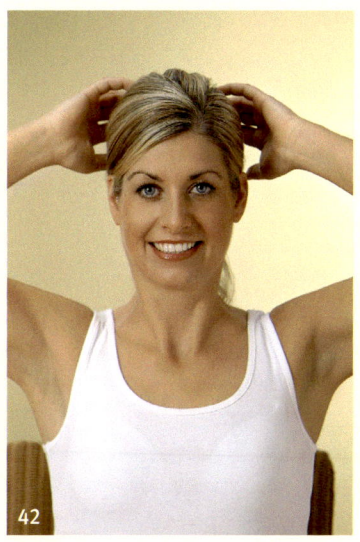

Klopfen Sie langsam in Richtung Nacken.

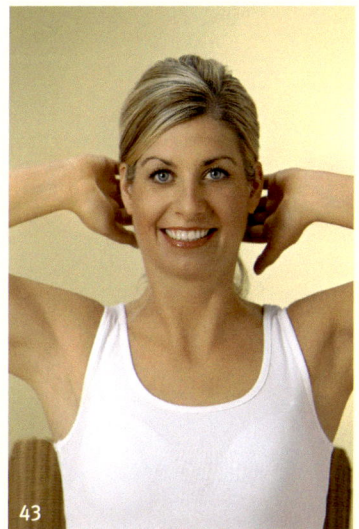

Spüren Sie die angenehme Wirkung Ihrer Fingerspitzen auf der Kopfhaut.

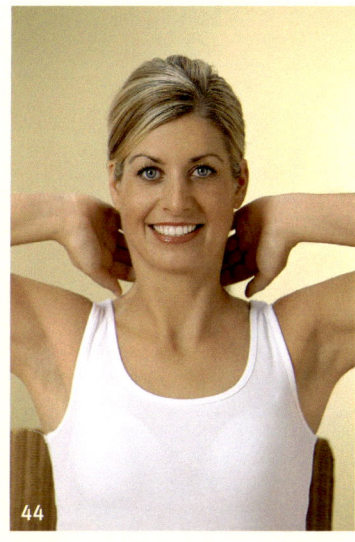

Enden Sie am Nacken und spüren Sie nach.

Übung 4: Vibrationsatmung

Setzen oder legen Sie sich bequem hin. Konzentrieren Sie sich auf den Atem und lassen 3–4 tiefe Atemzüge zu (Abb. 45). Beobachten Sie Ihren Atem, wie er kommt und geht, kommt und geht. Nach der dritten oder vierten Einatmung atmen Sie summend auf „Mmmm …" langsam und lange aus. Sie werden erstaunt sein, wie lange die Ausatmung dabei geht. Am Ende der Ausatmung wird der Ton immer leiser, und schließlich ist eine kurze Zeit gar nichts mehr zu hören, danach kommt der Einatemstrom ganz von allein. Wiederholen Sie diese Übung 4- bis 6-mal.

Konzentrieren Sie sich bei der „Mmmm-Ausatmung" auf die Vibrationen im Mund- und Rachenbereich und stellen sich vor, wie sich diese Schwingungen durch den ganzen Körper ausbreiten, ganz besonders zum Gehirn hin.

Durch diese laute Ausatmung wird es Ihnen leichter fallen, sich auf den Atem zu konzentrieren. Die Vibrationen wirken angenehm lösend – auch das Zwerchfell ist in kräftigem Einsatz. Beobachten Sie auch die Bauchbewegung beim Ein- und Ausatmen.

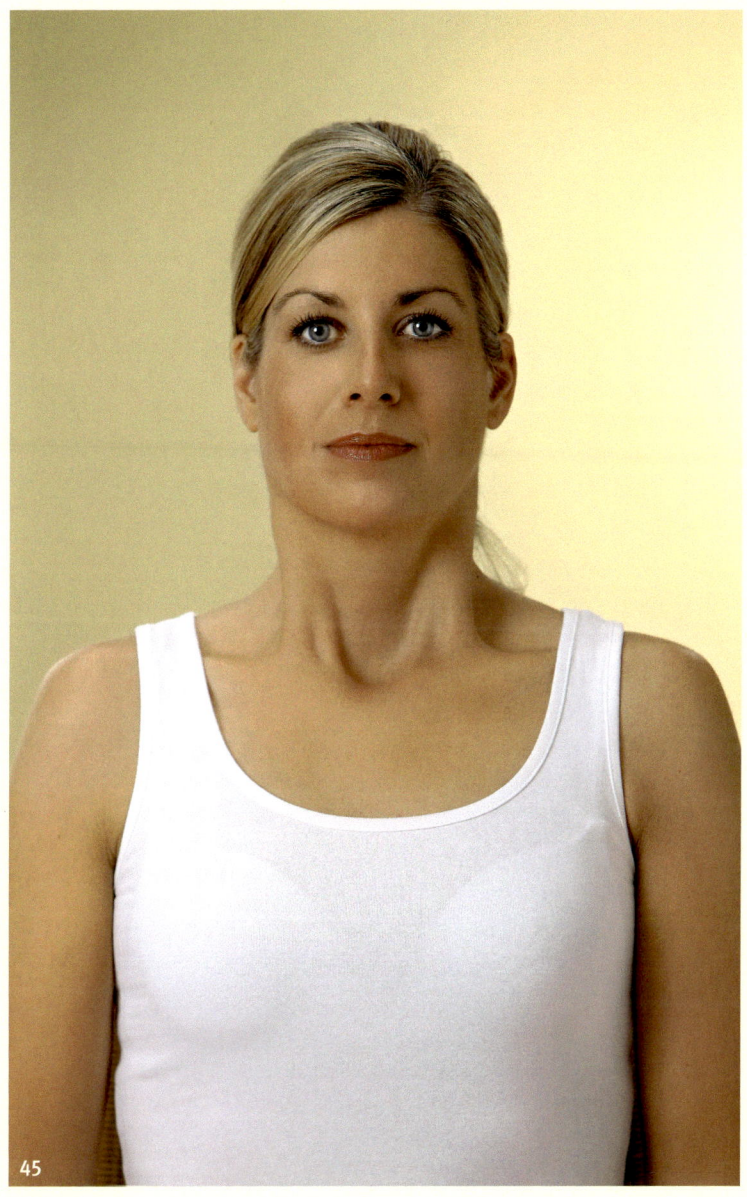

45

Atmen Sie tief und konzentriert ein und aus.

5. Übungseinheit: Power für Schönheit und Gelassenheit

Die Gesichtsmuskeln sind immer dabei: wenn wir denken, fühlen oder reden. „Das Gesicht ist der Spiegel unserer Seele", sagt der Volksmund. Freude, Trauer, Wut oder auch Stress, unsere Gesichtsmuskeln reagieren auf alles und zeigen, wie wir uns über die Jahre hinweg fühlten. Stress wirkt auf die Gesichtsmuskeln immer als „Anspannung". Häufig sind die Stirn-, die Augen- und die Kiefermuskeln extrem angespannt. Entspannung im Gesicht wirkt auf den ganzen Menschen entspannend und natürlich auch auf das Gehirn. Emotionen und Denken beruhigen sich, wenn das Gesicht entspannt ist. Die Gesichtszüge werden weicher, harmonischer und gleichzeitig lebendiger, vitaler, aussagekräftiger.

Die nachfolgenden Übungen können Sie auch vor, während oder nach einem Meeting, einer anstrengenden Verhandlung oder einer Prüfung ausführen.

Übung 1: Das Gesicht ausschütteln

Setzen Sie sich auf einen Stuhl und lassen den Kopf leicht nach vorne hängen, oder begeben Sie sich in den Vierfüßlerstand (auf die Hände und Knie) und lassen den Kopf nach unten hängen. Lassen Sie nun das Gesicht und den Kiefer bewusst locker, öffnen Sie den Mund ganz leicht. Bewegen Sie den Kopf ganz minimal hin und her (Abb. 46, 47), schütteln Sie dabei das Gesicht aus, indem Sie Kiefer und Wangen locker mitschwingen lassen. Lassen Sie währenddessen den Atem mit einem lang gezogenen Ton langsam ausströmen.

Übung 2: Das Gesicht sanft ausklopfen

Diese Übung lockert die verspannten Gesichtsmuskeln und regt die Durchblutung der Gesichtshaut an. Sie wirkt auch sehr entspannend, wenn Sie sich ganz bewusst darauf konzentrieren. Wenn Sie wollen,

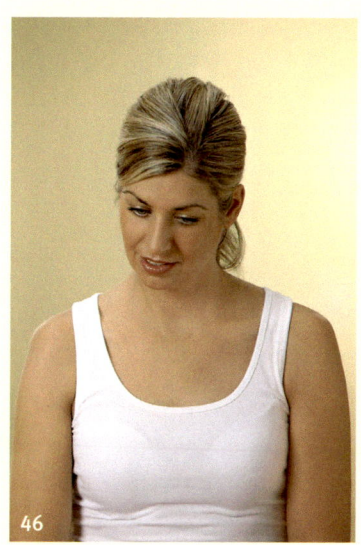

46

Lockern Sie die Nacken-, Kiefer- und Gesichtsmuskulatur und atmen Sie mit einem langgezogenen Ton aus.

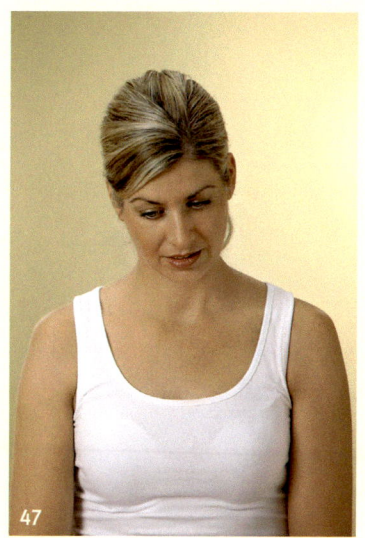

47

Schwingen Sie mit dem Gesicht leicht hin und her.

schließen Sie die Augen dabei. Neigen Sie den Kopf ein wenig vor und klopfen sanft mit flachen Fingern die Wangen aus – immer von innen nach außen, also von den Mundwinkeln in Richtung Ohren oder Haaransatz. Klopfen Sie 10- bis 20-mal. Dann legen Sie die Hände, am besten mit den Handflächen nach oben, bequem in den Schoß und spüren der Übung nach. Genießen Sie es, wie entspannt und vitalisiert sich die Wangen jetzt anfühlen.

Danach klopfen Sie mit allen Fingerkuppen, außer dem Daumen, die Stirn aus: immer von der Mitte nach außen, zuerst die untere Stirnregion, dann die mittlere, dann die obere, so lange, wie es Ihnen guttut. Danach legen Sie die Hände wieder bequem in den Schoß und spüren nach, wie die Stirn sich jetzt anfühlt. Genießen Sie die Wirkung der Übung auf das ganze Gesicht und lassen den Atem gelöst fließen.

Übung 3: Das Gesicht massieren

Legen Sie Zeige- und Mittelfinger beider Hände unten an die Kinnspitze (Abb. 48). Öffnen Sie den Mund ein wenig und streichen dann mit den beiden Fingern von unten nach oben an den Mundwinkeln vorbei zur Nase (Abb. 49) und von dort weiter zwischen den Augenbrauen nach oben, über die Stirn bis zum Haaransatz (Abb. 50–53). Führen Sie diese sanfte Massageübung ganz langsam und bewusst 5- bis 10-mal aus. Wenn Sie wollen, schließen Sie die Augen dabei und genießen diesen angenehmen Massagegriff. Er löst verspannte Gesichtsmuskeln, regt die Durchblutung der Haut an und zieht die Gesichtzüge nach oben.

Danach die Hände locker in den Schoß legen und nachspüren. Dabei den Atem gelöst fließen lassen und sich auf das angenehme Gefühl im Gesicht konzentrieren. Erspüren Sie, wie die Entspannung des Gesichts sich über den ganzen Körper sowie Ihren Geist und Ihr Gemüt ausbreitet.

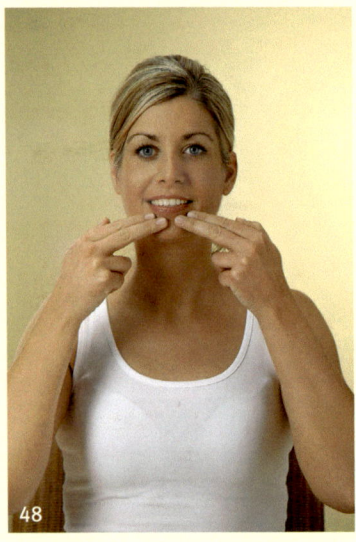

48

Beginnen Sie an der Kinnspitze.

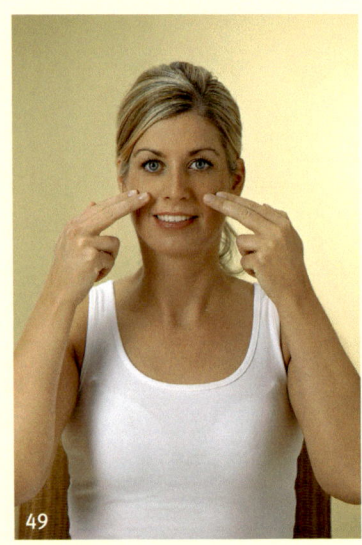

49

Führen Sie die Fingerspitzen nach oben zur Nase.

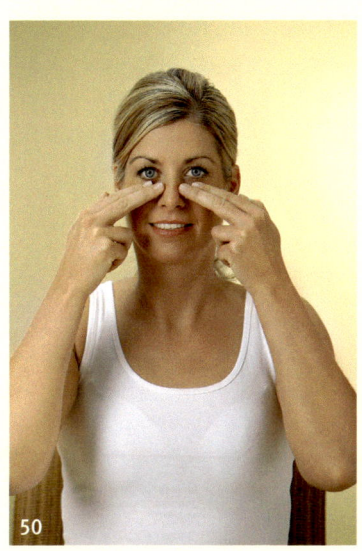

Streichen Sie in Richtung der Nasenwurzel.

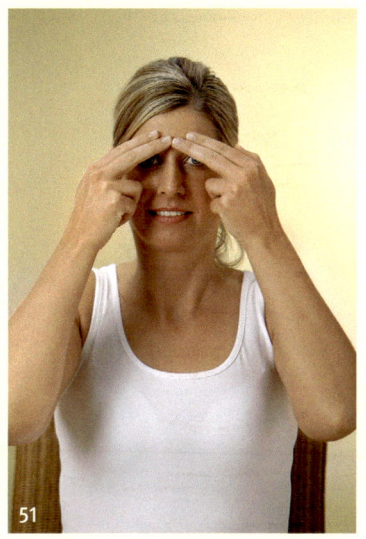

Führen Sie die Finger zwischen den
Augenbrauen entlang zur Stirn.

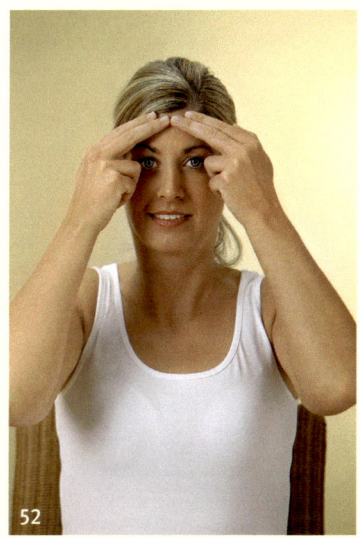

Massieren Sie die Stirn.

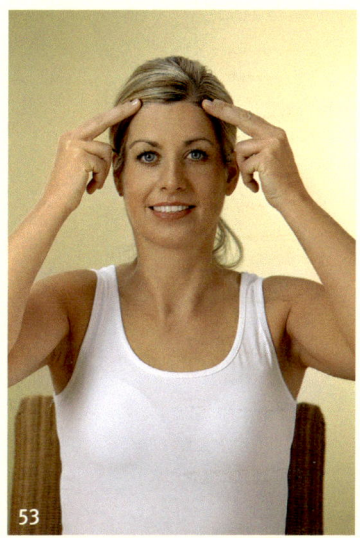

Enden Sie am Haaransatz, wiederholen
Sie die Massage und spüren Sie nach.

Übung 4: Kinn, Wange und Augenbrauen anzupfen

Legen Sie Daumen und Zeigefinger beider Hände an die Kinnmitte. Die Zeigefinger befinden sich auf dem Kinn, die Daumen darunter (Abb. 54). Zupfen Sie dann eine kleine Hautfalte weg, dann wieder loslassen. Führen Sie diese Zupfbewegungen am Unterkiefer entlang bis zu den Ohren aus (Abb. 55). Beim nächsten Durchgang beginnen Sie wieder an der Kinnmitte, aber etwas höher. Danach beginnen Sie an den Mundwinkeln und zupfen wieder nach außen bis zu den Ohren (Abb. 56, 57). Anschließend wieder etwas höher, unter dem Jochbein und an den Augenbrauen ebenfalls von innen nach außen zupfen (Abb. 58, 59). Spüren Sie bewusst mit, wie sich dieses Zupfen anfühlt, und genießen Sie die entspannende Wirkung. Wiederholen Sie den Vorgang einige Male. Wenn Ihnen an einer Stelle die Zupfungen besonders guttun, zum Beispiel über den Augenbrauen, dann wiederholen Sie sie öfter.

Das Zupfen entspann zum einen das Gesicht, zum anderen ist es gut für die Straffung der Haut und des Bindegewebes.

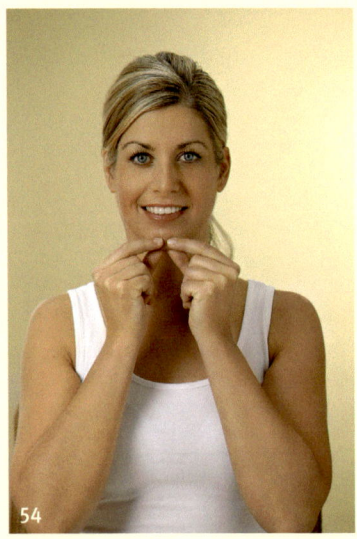
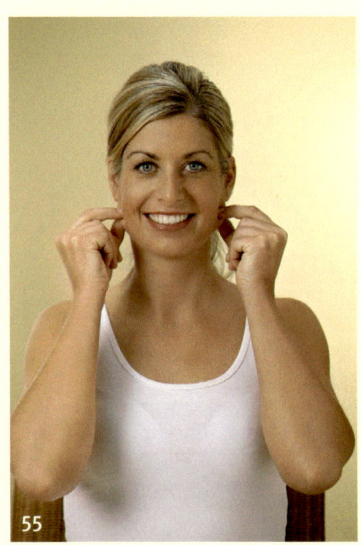

54 Beginnen Sie mit dem Zupfen am Kinn.   55 Zupfen Sie von innen nach außen.

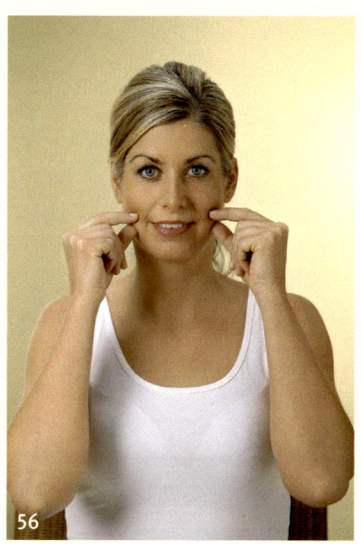

Führen Sie die Übung weiter oben im Gesicht fort.

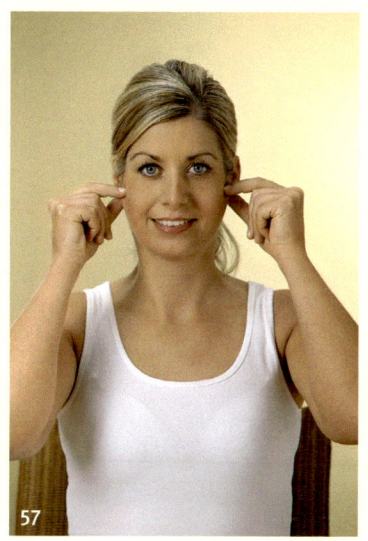

Zupfen Sie auch hier von innen nach außen.

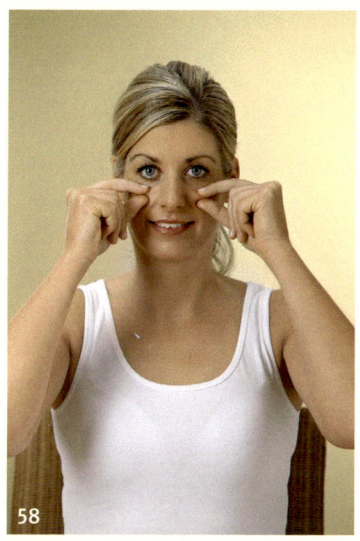

„Bearbeiten" Sie das Gesicht von unten nach oben.

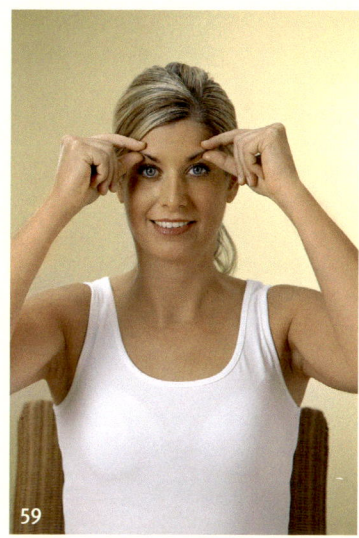

Auch die Stirnpartie profitiert von der Zupfmassage.

6. Übungseinheit: Power nach einem anstrengenden Arbeitstag

Man sollte es nicht glauben, aber der Kiefermuskel ist, von der Gebärmutter abgesehen, der stärkste Muskel unseres Körpers. Er gehört heute zu den sogenannten Stressmuskeln, da er auf Stress sehr stark reagiert. Bei Prüfungen, Konzentrationsaufgaben oder zum Beispiel im Straßenverkehr pressen wir oft die Zähne zusammen. Der heutige Mensch beißt all zu oft die Zähne zusammen und frisst zu viel in sich hinein, anstatt einfach loszubrüllen oder – noch besser – loszurennen. Selbst im Schlaf arbeitet der Kaumuskel häufig noch angestrengt, sodass viele Menschen nachts mit den Zähnen knirschen. Meistens handelt es sich um unverarbeitete Probleme, die während des Schlafens zerrieben werden.

Wenn wir die Kaumuskeln und das Kiefergelenk entspannen, wirkt dies auf den ganzen Menschen erleichternd und beruhigend.

Übung 1: Akupressur des Kiefergelenks

Diese Übung ist im Sitzen, Stehen oder Liegen möglich. Wenn Sie sitzen oder stehen, neigen Sie den Kopf ein wenig vor. Wenn Sie wollen, schließen Sie die Augen, damit Sie sich ganz auf die Übung konzentrieren können.

Erspüren sie die Kuhle direkt vor dem Ohr, etwa in Höhe der Ohrläppchen (Abb. 60). Hier liegt das Kiefergelenk, das durch einen verspannten Kaumuskel meistens sehr angespannt ist. Drücken Sie nun die Mittelfinger in diese Kuhlen und kreisen auf der Stelle ein wenig. Achten Sie darauf, dass Sie die Schultern nicht hochziehen und sie den Atem währenddessen frei fließen lassen. Nehmen Sie sich für diese Übung

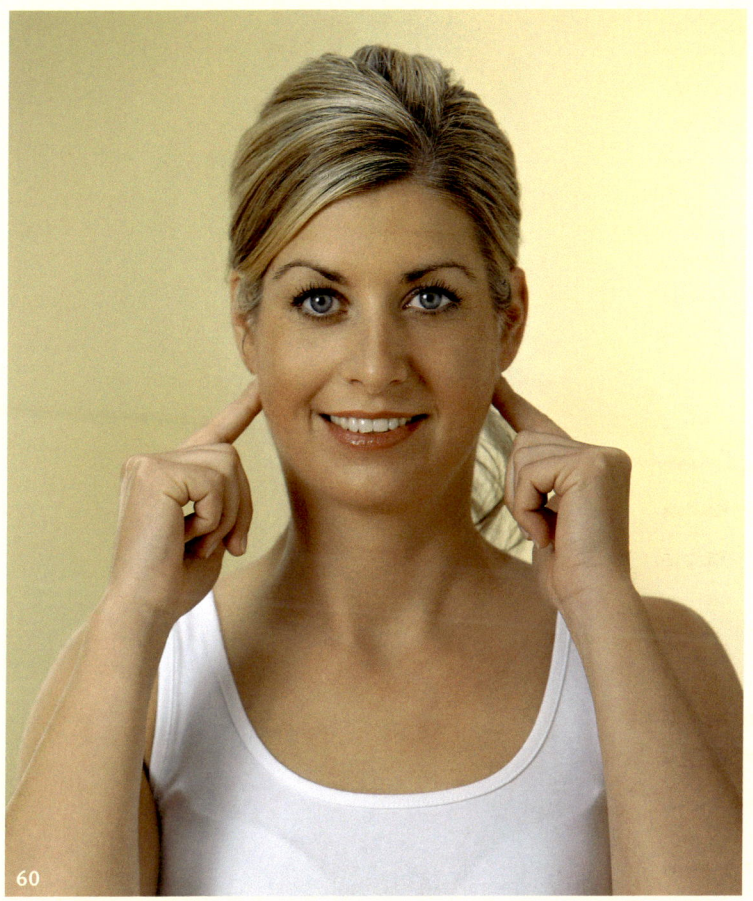

60

Kreisen Sie vorsichtig, mit wenig Druck auf dem verspannten Kiefergelenk.

20–30 Sekunden Zeit, legen Sie dann die Hände locker in den Schoß und spüren dem Gefühl nach. Die Lippen liegen dabei weich aufeinander, die Zähne berühren sich nicht. Wiederholen Sie die Übung.

Diese Übung löst sowohl Verspannungen im Kieferbereich als auch – je mehr Sie sich auf die Entspannung konzentrieren – im ganzen Körper.

Übung 2: Entspannung des starken Kaumuskels

Eine ebenfalls wichtige Übung, wenn Sie oft die „Zähne zusammen-beißen", Dinge in sich hineinfressen oder häufig „unter Strom stehen". Die Kieferöffnung erfolgt vor allem durch das Entspannen dieses starken Kaumuskels, weniger durch die aktive Arbeit anderer Muskeln. Bei dieser Übung wird der kräftige Kaumuskel gedehnt und entspannt.

Wenn Sie sitzen oder stehen, öffnen Sie so weit wie es Ihnen mög-lich ist den Mund. Halten Sie diese Dehnung 10–20 Sekunden aus und atmen ganz normal durch die Nase weiter (Abb. 61). Konzentrieren Sie sich dabei auf das Kiefergelenk und den Muskel, der durch diese Übung gedehnt wird. Legen Sie dabei nicht den Kopf in den Nacken.

Variation 1: Wie oben, jedoch den Mund weit öffnen und dabei beide Mit-telfinger in die Kuhlen der Kiefergelenke legen und dort leicht kreisen.
Variation 2: Wie Variation 1, jedoch die Mittelfinger einen Finger breit vor das Kiefergelenk setzen und auf der Stelle leicht kreisen.
Variation 3: Legen Sie eine Faust unter das Kinn und öffnen den Unter-kiefer gegen den Widerstand der Faust.

Nach der Übung immer wieder den Kiefermuskel lockerlassen und entspannt nachspüren.

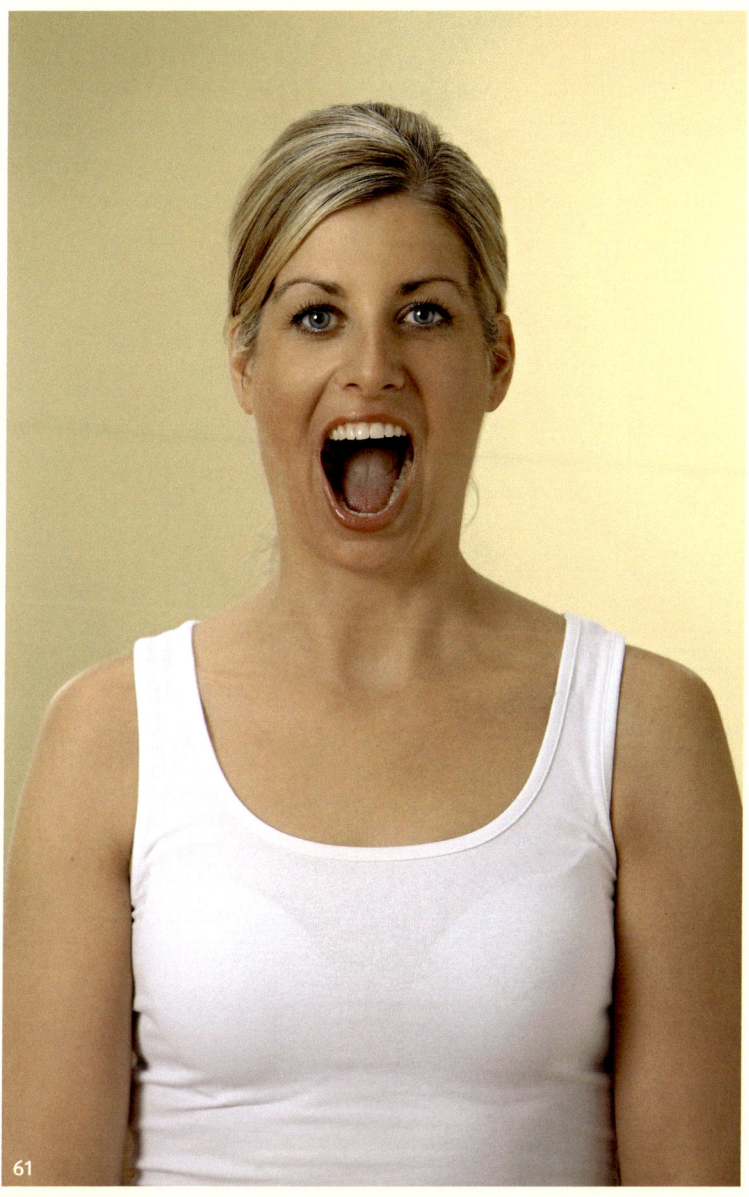

61

Der weit geöffnete Mund dehnt die Kiefermuskulatur.

Übung 3: Lockern des Kiefergelenks

Diese Übung können Sie im Sitzen, Stehen oder Liegen durchführen: Schließen Sie die Augen und konzentrieren sich auf beide Kiefergelenke. Atmen Sie ein paarmal bewusst zu ihnen hin ein und aus. Atmen Sie alle Anspannung im Gesichts- und Kieferbereich aus. Lächeln Sie sich dabei innerlich zu. Dann öffnen Sie die Lippen leicht und verschieben den Unterkiefer ein ganz klein wenig nach rechts und links, hin und her (Abb. 62, 63). Lassen Sie die Stirn dabei ganz entspannt und legen den Kopf nicht in den Nacken.

Nach 10–20 Sekunden schließen Sie den Mund gelöst, wobei sich die Zähne aber nicht berühren, und spüren dem Gefühl nach. Genießen Sie dabei die Entspannung im Kieferbereich, im ganzen Gesicht und sogar im ganzen Körper.

Variation: Kreisen Sie den Unterkiefer einige Male rechts und einige Male links herum.

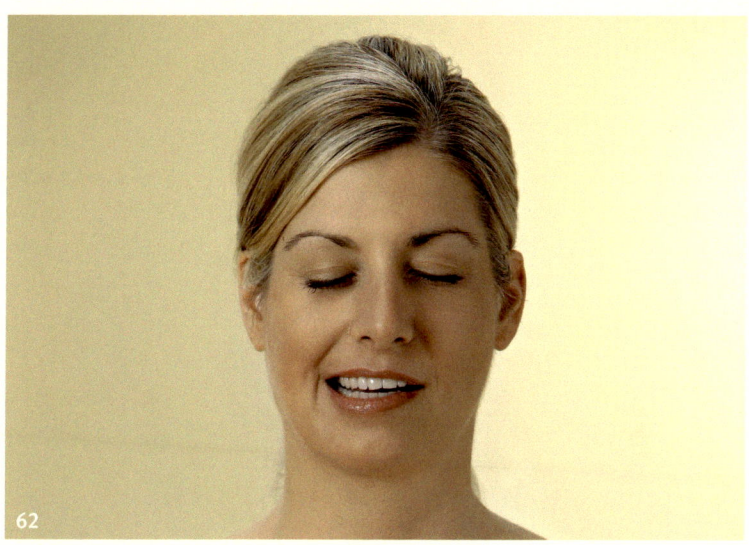

Schieben Sie Ihren Unterkiefer nach rechts.

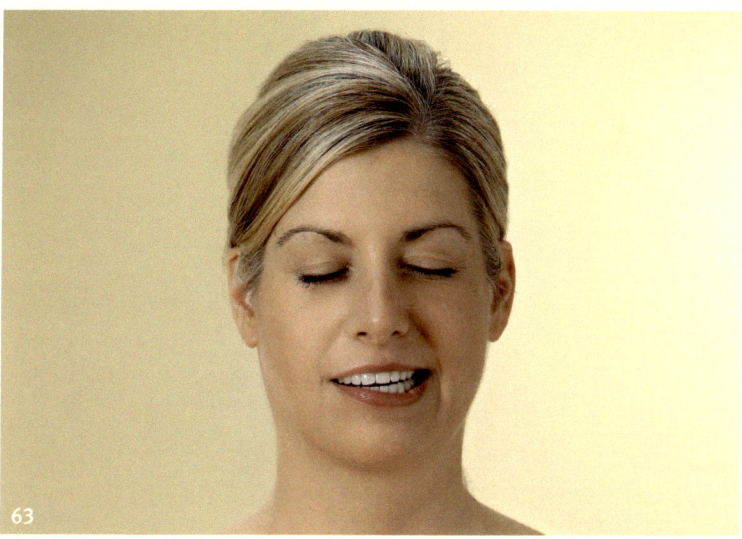

Anschließend schieben Sie den Kiefer nach links.

Übung 4: Massieren der Kaumuskulatur

Diese Übung ist im Sitzen oder Liegen möglich: Wenn Sie wollen, schließen Sie die Augen und atmen ein paarmal tief durch. Lassen Sie dann die Zunge im Mund kreisen. Streichen Sie mit der Zungenspitze die linke innere Wangenschleimhaut von unten nach oben aus (Abb. 64), bewegen Sie die Zunge unter der Oberlippe weiter (Abb. 65) und streichen im Wangenbereich rechts herunter und (Abb. 66) dann weiter im Unterlippenbereich von rechts nach links (Abb. 67). Lassen Sie auf diese Weise die Zunge langsam 4-mal in eine Richtung kreisen und anschließend schwer auf dem Mundboden liegen, spüren Sie ganz gelöst nach. Danach kreisen Sie mit der Zunge in die andere Richtung. Widerholen Sie diese Übung einige Mal, und spüren Sie jedes Mal ganz bewusst dem Gefühl nach. Erspüren Sie, wie sich die gesamte Mundschleimhaut nach der Übung anfühlt und lassen die Entspannung auf das ganze Gesicht und den ganzen Körper übergehen.

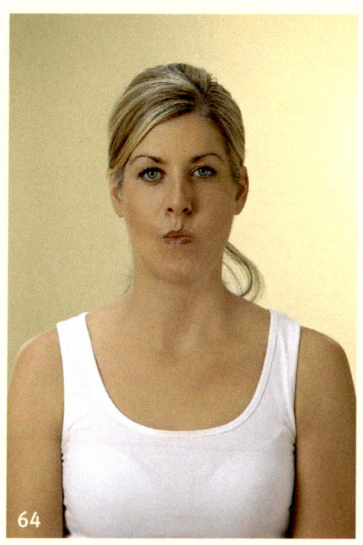

Beginnen Sie in der linken Wange.

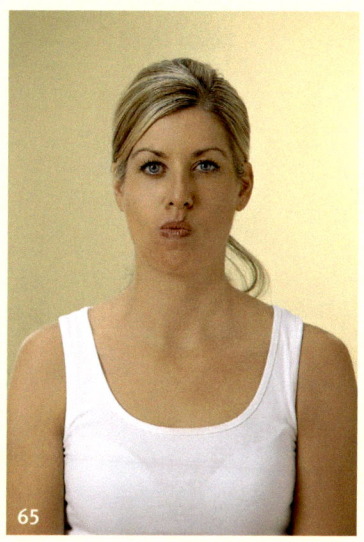

Streichen Sie mit Ihrer Zunge unter der Oberlippe entlang auf die rechte Seite.

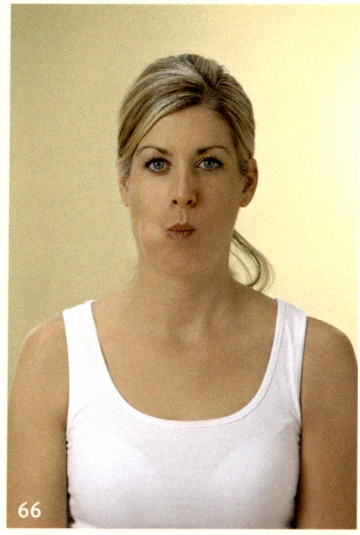

Nun massieren Sie das rechte Wangeninnere.

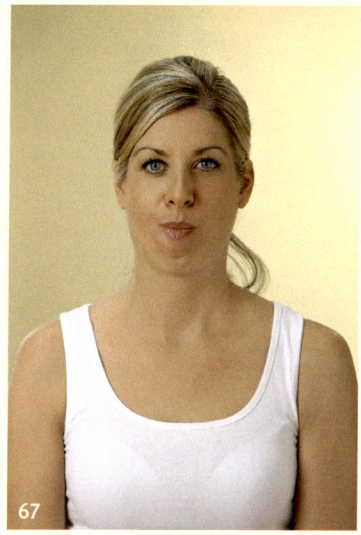

Anschließend kehren Sie unter der Unterlippe entlang auf die linke Seite zurück.

7. Übungseinheit: Power im Büro und zu Hause

Neben den Kiefermuskeln zählen auch die Schulter- und Nackenmuskeln zu den „Stressmuskeln", da wir uns viel zu viel auf die Schultern laden. Großer Druck, Probleme, Anspannung, Stress, aber auch Bewegungsmangel und falsche Haltungsgewohnheiten lagern sich häufig in unserem Schulter- und Nackenbereich ab. Das Sprichwort „Halt den Nacken steif" befolgen wir oft allzu wörtlich, sodass vor lauter innerer und äußerer Anspannung unsere Schulter- und Nackenmuskeln immer mehr verspannen. Eine dauernd eingenommene rückenunfreundliche Haltung beispielsweise vor dem PC trägt das Übrige dazu bei, dass die Anspannung manchmal unerträglich wird.

Übung 1: Die Schultern lockern

Diese Übung können Sie im Sitzen oder Stehen durchführen. Achten Sie bei dieser Übung auf eine aufrechte Rücken- und Kopfhaltung. Wenn Sie sitzen, setzen Sie sich auf das vordere Drittel des Stuhls, im Stehen sollten Sie die Knie leicht beugen. Der Kopf thront auf der Wirbelsäule. Stellen Sie sich vor, dass ein goldener Faden aus dem Scheitel ragt und Ihren Kopf nach oben zieht. Ziehen Sie im Wechsel die rechte und linke Schulter in Richtung Ohr hoch und lassen sie wieder spontan und schwer fallen (Abb. 68, 69). Probieren Sie es im fließenden Wechsel, dabei jede Schulter 10-mal. Dann beide Schultern zusammen hochziehen und schwer fallen lassen – 5- bis 10-mal (Abb. 70). Das Fallenlassen der Schultern soll dann mindestens 10 Sekunden betragen (zählen Sie im Stillen einfach langsam bis 10). Stellen Sie sich dabei vor, wie die Schultern und die Arme tiefer und tiefer sinken und dass an den Fingerspitzen zwei Gewichte hängen. Während Sie die Schultern sinken lassen (ohne sie vorzuziehen), bleibt der Kopf aufgerichtet. Der Atem fließt ganz gelöst (Abb. 71).
Variante: Die Schultern abwechselnd locker vor- und zurückkreisen.

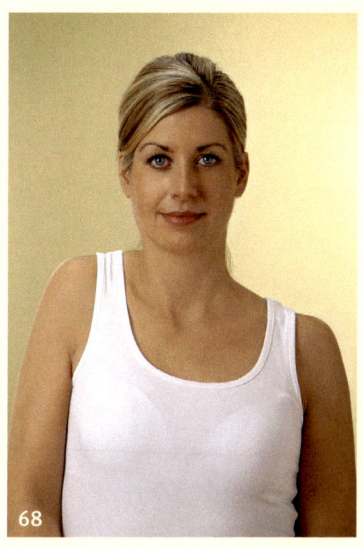

68

Ziehen Sie die rechte Schulter hoch und lassen sie anschließend schwer fallen.

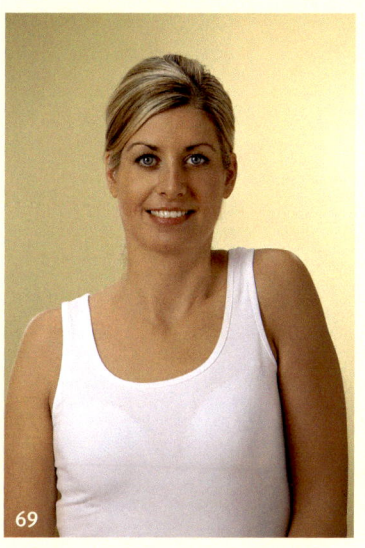

69

Fahren Sie mit der linken Schulter fort und üben Sie dann abwechselnd.

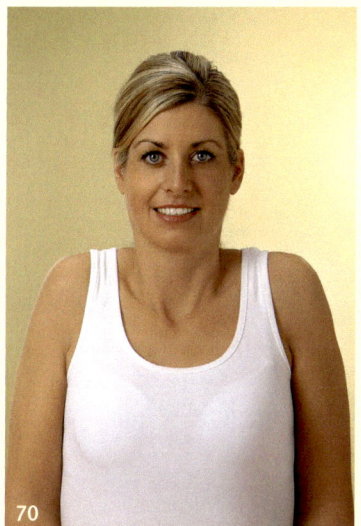

70

Anschließend beide Schultern gleichzeitig anheben und fallenlassen.

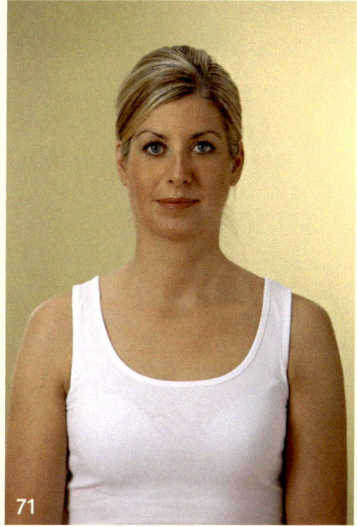

71

Halten Sie den Kopf immer aufrecht.

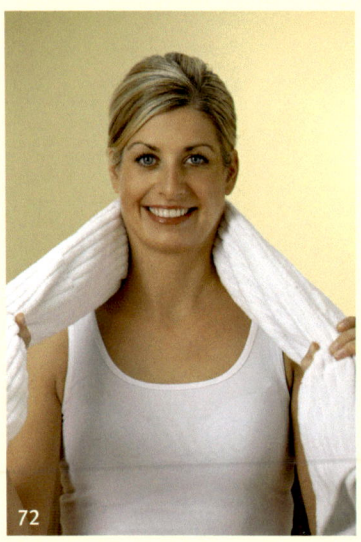

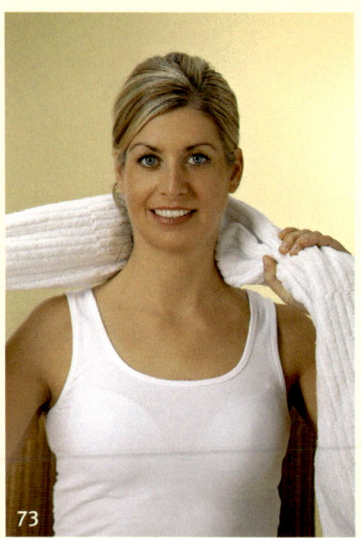

72 Bewegen Sie das Handtuch mal tiefer, mal höher.

73 Massieren Sie Ihren Nacken mit einem vorgewärmten Handtuch.

Übung 2: Nackenmuskeln massieren

Diese Übung ist im Sitzen oder Stehen möglich. Falls Sie die Möglichkeit haben, erwärmen Sie ein Handtuch etwas und falten es längs zusammen (wie zu einem Schal). Legen Sie es dann um den Nacken und halten es vorne fest (Abb. 72). Ziehen Sie das warme Handtuch in kleinen Bewegungen um den Nacken hin und her, mal tiefer, mal höher (Abb. 73). Da, wo es Ihnen besonders guttut, vielleicht ganz oben im Schädelbasisbereich, rubbeln Sie etwas länger. Führen Sie diese Übung 30–60 Sekunden lang durch, legen Sie dann die Hände locker in den Schoß und spüren der Massage nach. Genießen Sie das angenehme Gefühl im Nacken und die Entspannung der Muskeln dort.

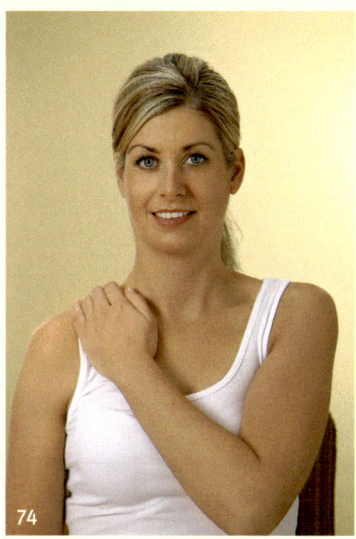

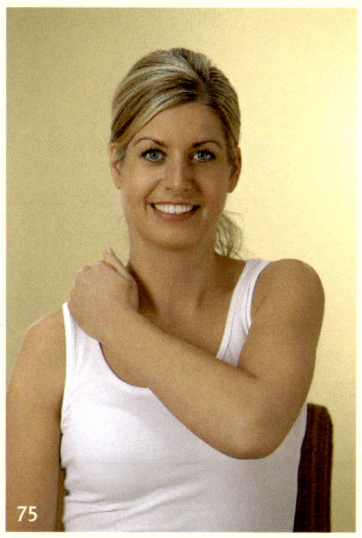

Ziehen Sie die Hand mit leichtem Druck auf den Fingerspitzen langsam nach vorne.

Alternativ können Sie den Schultermuskel zwischen den Fingern etwas anheben und wieder loslassen.

Übung 3: Die Schultermuskulatur massieren

Setzen Sie sich aufrecht, aber bequem auf einen Stuhl und legen dann die linke Hand auf die Mitte der rechten Schulter, sodass die Fingerspitzen nach hinten zu den Schulterblättern zeigen. Der Daumenballen liegt vorne in Höhe des Schlüsselbeins auf. Geben Sie nun mit den Fingerkuppen Druck und ziehen sie langsam nach vorne (Abb. 74). Der Schultermuskel wird dabei massiert. Wiederholen Sie den Griff etwa 5-mal und spüren Sie danach entspannt nach. Dann die andere Seite ebenso massieren.

Variation: Gleiche Handhaltung wie oben. Der Schultermuskel liegt zwischen Daumenballen und Fingerspitzen. Drücken Sie den Schultermuskel zwischen Daumenballen und Fingerkuppen zusammen, heben ihn etwas an, danach wieder loslassen (Abb. 75). Wiederholen Sie diese Übung 5-mal, spüren Sie dann der Entspannung in diesem Muskel nach. Massieren Sie anschließend die andere Seite.

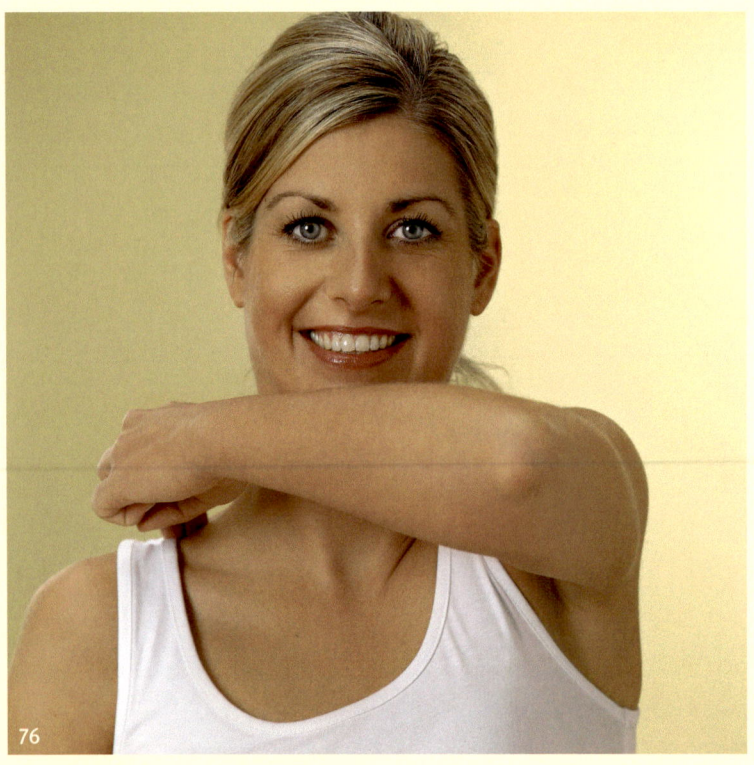

76

Entspannen Sie Ihre Schultermuskulatur mit Akupressur.

Übung 4: Akupressur auf der Schulterhöhe

In der Mitte, zwischen Hals und Schulterdach, liegt auf dem Schultermuskel ein wichtiger Akupressurpunkt. Drücken Sie mit Zeige- und Mittelfinger senkrecht von oben nach unten auf diesen Punkt, der meistens schmerzt (Abb. 76). Nach 20–30 Sekunden loslassen und nachspüren. Nun können Sie eine angenehme Wärme, durchblutete und durchflutete Muskeln in diesem Bereich wahrnehmen. Üben Sie im Wechsel mit der anderen Schulter.

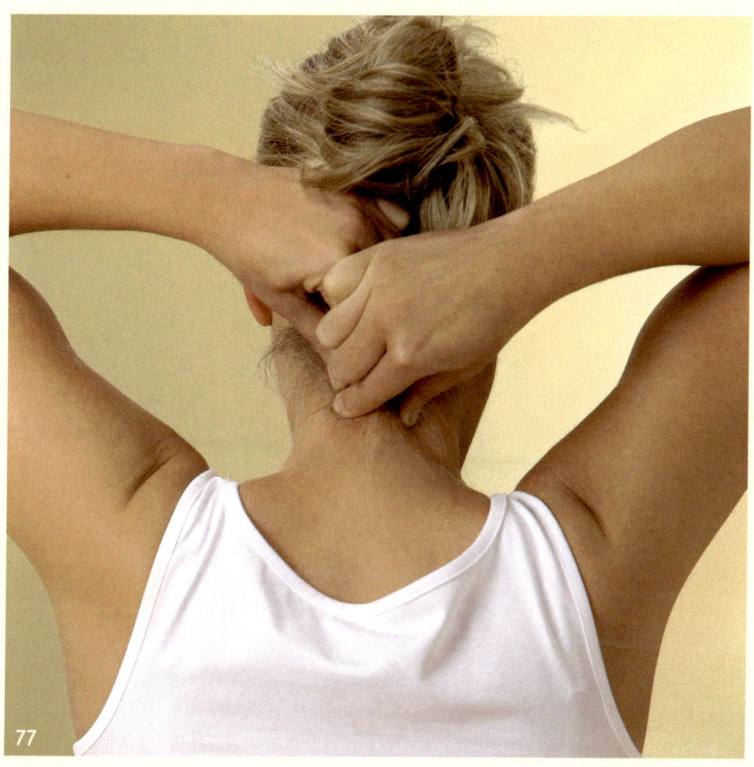

77

Massieren Sie Ihren Nacken mit den eigenen Fingern.

Übung 5: Massieren des steifen oder schmerzenden Nackens

Legen Sie die Handflächen beider Hände hinten an den Nacken. Die eine Hand liegt etwas höher, etwa unterhalb des Haaransatzes, die andere tiefer. Die Daumen liegen jeweils auf der gegengleichen Seite der Finger. Die Halswirbelsäule befindet sich dazwischen. Greifen Sie dann zwischen Daumen und Zeigefingern die Nackenmuskeln und pressen sie etwas zusammen, indem Sie sie gleichzeitig wegziehen (Abb. 77). Halten Sie sie 20–30 Sekunden auf diese Weise fest und legen danach die Hände entspannt in den Schoß. Nehmen Sie sich genügend Zeit, um der Übung nachzuspüren. Wiederholen Sie dann die Übung.

8. Übungseinheit: Power für energiereiche Tage oder entspannte Abende

Morgenmuffel muss nicht sein. Gehen Sie entspannt und vital aus dem Haus und gönnen Sie sich morgens unter der Dusche schon eine kleine Körpermassage mit einem Körperhandschuh. Dies können Bürsten aus Rosshaar, aus Schweineborsten oder aus Pflanzenhaarprodukten wie Sisal sein. Bei besonders empfindlicher Haut können Sie auch einen Luffaschwamm benutzen. Bewährt hat sich auch ein Massagehandschuh, der aus reinem Polyamid ohne chemische Aufrüstung besteht und als sehr gut hautverträglich begutachtet wurde. Dieses Material ist besonders langlebig und absolut hygienisch, da man es bei 95° kochen kann. Die 4000 elastischen Massageschlingen sind auf einer weichen Unterlage verankert und passen sich jeder Hautunebenheit an.

Bürstenmassagen regen Körper und Geist an, bringen alle Zellen auf Touren und gleichzeitig wirken sie lösend, bauen Verspannungen in Muskeln, Gewebe und Gehirn ab. Je mehr Sie sich genießend auf die Massage einstellen, desto mehr kann auch die Seele und das Gemüt auftanken, sich von inneren Anspannungen lösen und ein Wohlgefühl entstehen lassen. Nebenbei werden die Durchblutung und der Regenerationsprozess der Haut angeregt und macht diese samtig weich. Alte Hautschüppchen werden entfernt.

Die wichtigste Regel beim Bürsten: Bürsten Sie mit sanftem Druck, der noch angenehm ist, immer in Richtung Herz. Bürsten Sie nie hastig, sondern in langsamen, rhythmischen, gleichförmigen Streich- und Kreisbewegungen. Auch abends kann diese Massage gut durchgeführt werden. Morgens wirkt sie eher vitalisierend und abends entspannend. Der Duschstrahl sollte morgens eine Idee kälter sein als abends. Abends kann man diese angenehme Massage auch in der Badewanne durchführen. Dies entspannt natürlich besonders gut. Machen Sie doch ab und zu ein kleines Ritual daraus, indem Sie leise Entspannungsmusik auflegen und kleine Kerzen aufstellen. Eine wunderbare Art, den Tag „abzustreifen", sich zu entspannen und zu regenerieren. So kann man sich wohl fühlen und die Last und Anstrengung des Tages loslassen. Eine Bürstenmassage hinterlässt immer ein Wohlgefühl und lässt Anspannungen schwinden. Ein anschließendes Eincremen der Haut erhöht das Wohlbefinden und tut der Haut sehr gut.

Tipp: Eine Bürstenmassage kann auch trocken, ohne Wasser ausgeführt werden.

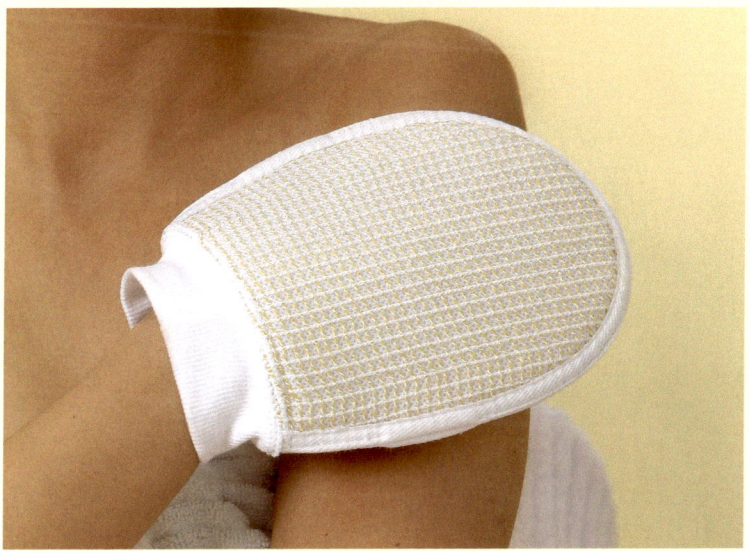

Massage-Handschuhe aus dem Naturstoff Luffa ermöglichen eine besonders hautfreundliche Massage.

Übung 1: Die Beine massieren

Wenn Sie unter der Dusche stehen, beugen Sie sich nach vorne unten, wobei die Knie etwas gebeugt sein sollten, oder rücken Sie einen kleinen Schemel in die Duschwanne und stellen einen Fuß darauf. Wenn Sie in der Badewanne liegen, ziehen Sie das zu behandelnde Bein zu sich ran. Bürsten Sie dann mit dem Körperhandschuh an der rechten Hand zuerst das rechte Bein außen in kreisförmigen Bewegungen von den Waden aufwärts bis zum Oberschenkel oder Po (Abb. 78, 79), danach die Innenseite des Beines. Bürsten Sie anschließend das linke Bein.

Tipp: Wenn Sie in der Badewanne liegen, können Sie zu allererst den Fußrücken und die Fußsohle mit dem Handschuh massieren. Eine Fußmassage wird immer als besonders angenehm empfunden und wirkt auch noch auf die Fußreflexzonen.

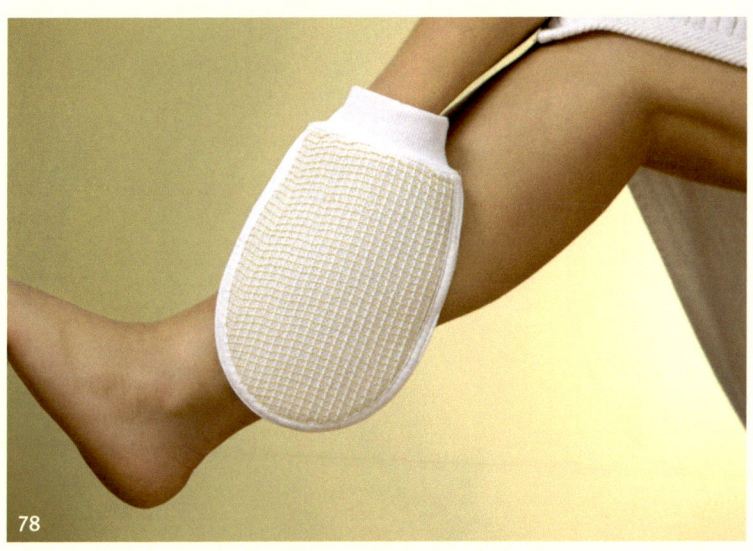

Beginnen Sie mit der Bürstenmassage an der äußeren Wade.

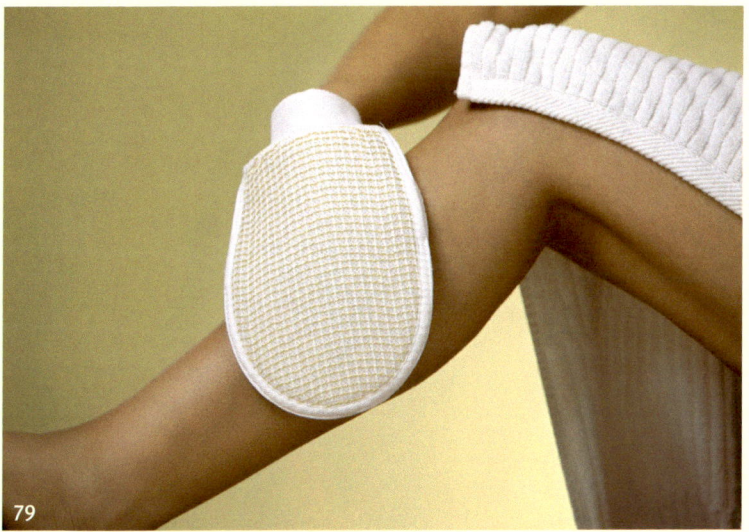

Bürsten Sie in kreisförmigen Bewegungen aufwärts.

Übung 2: Die Arme massieren

Massieren Sie nun mit dem Handschuh beide Arme. Massieren Sie zuerst mit kreisenden Bewegungen den rechten Handrücken, dann die Handinnenfläche, danach den rechten Arm vom Handgelenk bis zur Schulter; zuerst die Außen-, dann die Innenseite. Massieren Sie dann auf die gleiche Weise die linke Hand und den linken Arm (Abb. 80 – 82).

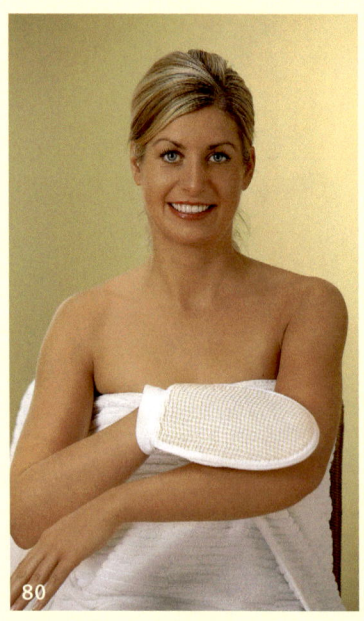

80 Massieren Sie den Arm in kreisenden Bewegungen.

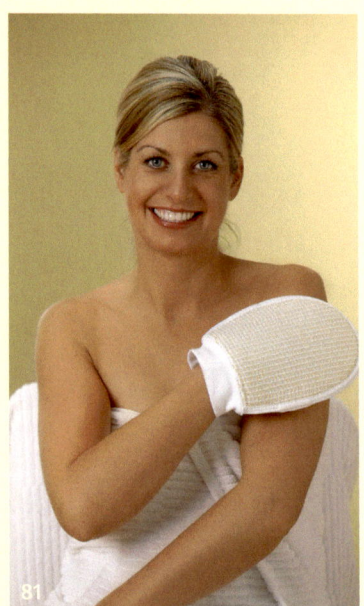

81 Bewegen Sie den Handschuh bei der Massage von unten nach oben.

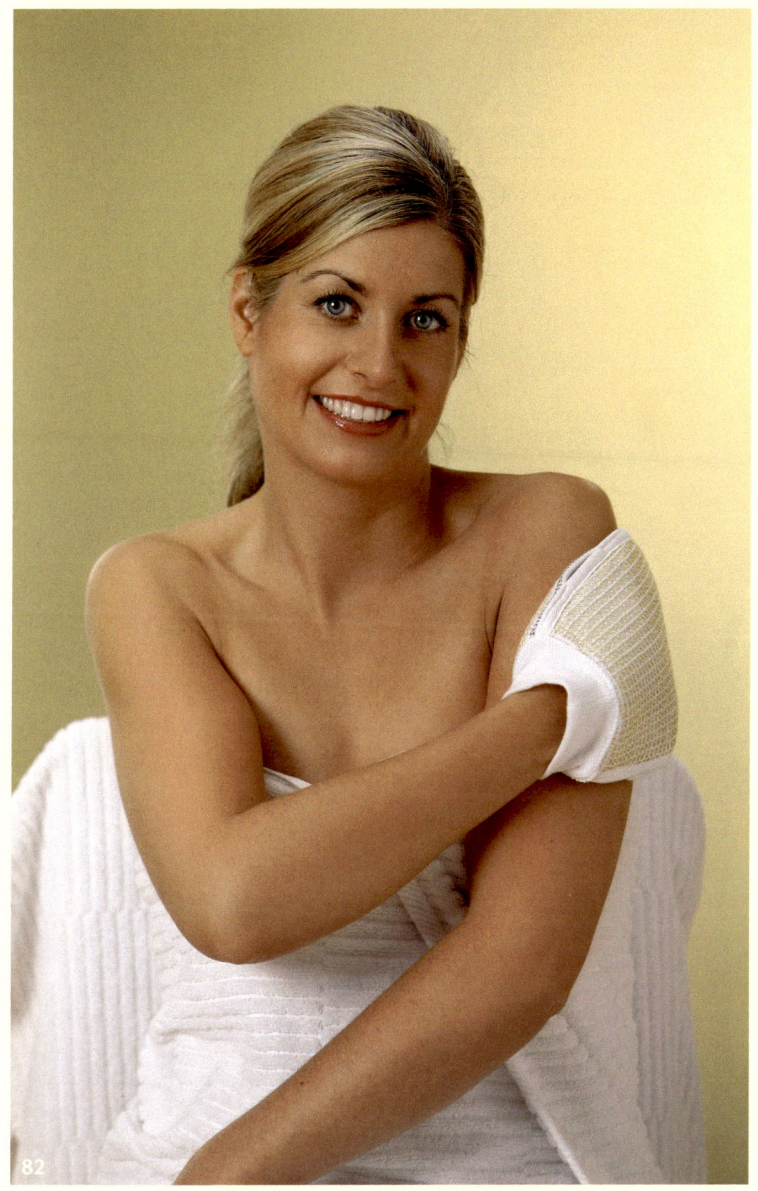

82

Gleichzeitig bewegen Sie den Handschuh von außen nach innen.

Übung 3: Die Schulterpartie ausstreichen

Eine sehr wirkungsvolle Übung gegen Schulterverspannungen und zu viel Druck, der oft auf unseren Schultern lastet. Legen Sie die linke Hand mit dem Körperhandschuh auf die rechte Schulter (falls Sie bei einer Trockenmassage sitzen, lassen Sie die rechte Hand bequem auf dem rechten Oberschenkel liegen) (Abb. 83):

1. Übungsteil: Massieren Sie auf der Höhe der Schulter in kleinen kreisenden Bewegungen.

2. Übungsteil: Streichen Sie mit dem Handschuh die Schulter einige Male vom Schulterdach (außen) bis zum Nacken aus.
Streichen Sie dann die andere Seite aus.

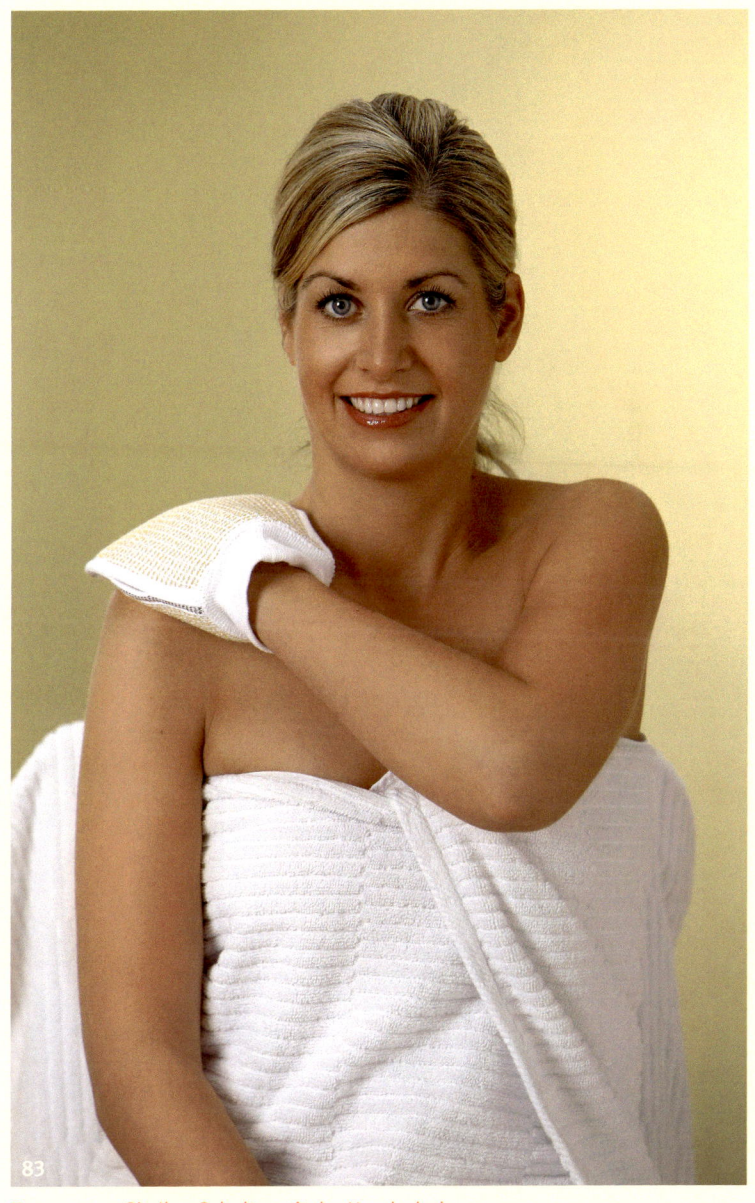

83

Entspannen Sie Ihre Schulter mit der Handschuhmassage.

Übung 4: Den Nacken ausstreichen

Streichen Sie mit dem Körperhandschuh mit der rechten Hand die rechte Nackenseite direkt *neben* der Halswirbelsäule vom Haaransatz bis zum siebten Halswirbel aus (in Richtung Herz) (Abb. 84, 85). Streichen Sie einige Male von oben nach unten. Danach die andere Seite ausstreichen.

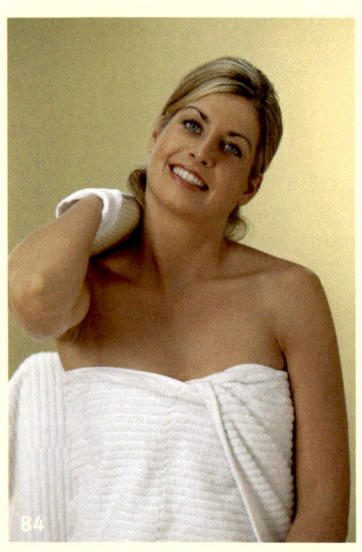

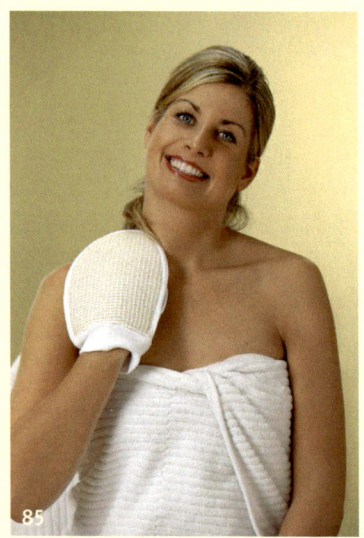

Streichen Sie von oben nach unten. Ziehen Sie die Schultern nicht hoch.

Übung 5: Den Kreuzbereich ausstreichen

Streichen Sie mit dem Körperhandschuh abwechselnd die rechte und linke Seite im Kreuzbein-Lendenwirbel-Bereich von unten nach oben aus (Abb. 86).

Variation: Kreisen Sie mit dem Handschuh über dem Kreuzbein, zuerst 4-mal in die eine, dann 4-mal in die andere Richtung.

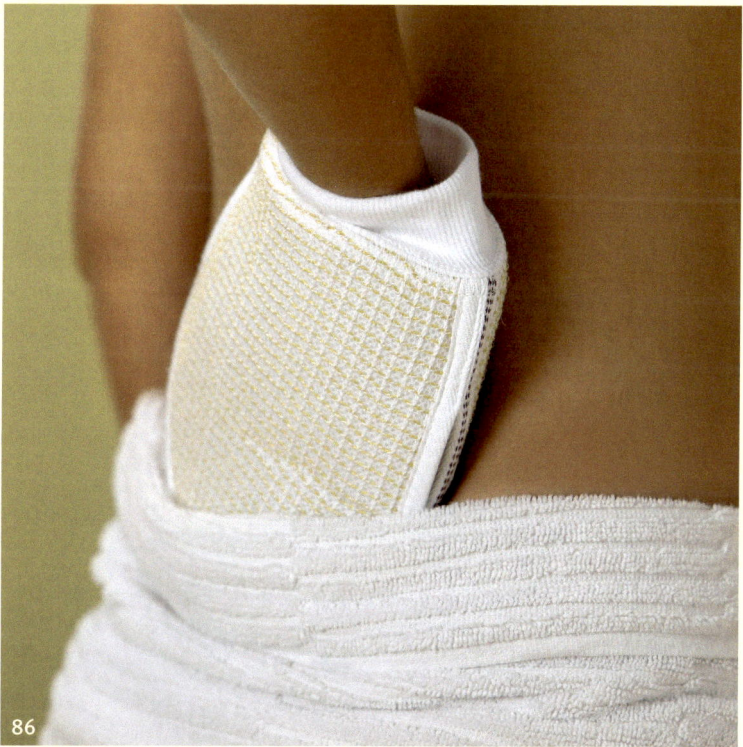

86

Bei der Lendenwirbelsäulenmassage geht die Richtung von unten nach oben oder – als Variation – in kreisenden Bewegungen über dem Kreuzbein.

Übung 6: Den Bauch ausstreichen

Kreisen Sie mit dem Handschuh über den Bauchbereich im Uhrzeigersinn, also im Verlauf des Darms – diese Richtung ist sehr wichtig, deshalb sollten Sie nie umgekehrt massieren! Streichen Sie an der rechten äußeren Bauchseite hoch (Abb. 87), im großen Bogen um den Nabel, dann links herunter (in Richtung Darmausgang) (Abb. 88).

Eine Bauchmassage beruhigt die Nerven, hilft bei Unruhe sowie nervösen Störungen und wirkt entspannend und entstressend. Im Ayurveda gilt die Bauchmassage als eine der tief greifendsten Massagearten. Nach chinesischer Lehre stärkt sie das Qi und sorgt für Ausgeglichenheit. Immerhin liegen im Bauch das Sonnengeflecht (etwas über dem Nabel unterhalb des Zwerchfells) und das „Bauchhirn", ein riesiges Netzwerk von Nervenzellen und Nervensträngen um den Verdauungstrakt, das der Struktur des Gehirns immens ähnelt. Im Darm sitzen außerdem 70 Prozent aller Abwehrzellen. Zudem werden hier mindestens 40 Nervenbotenstoffe produziert und reguliert. Viele davon stehen mit der Gemütslage in Verbindung, wie Dopamin und Opiate und das Glückshormon Serotonin.

Tipp 1: Wenn Sie die Bauchmassage mit einer trockenen Bürste oder einem Handschuh machen, wird in der indischen Ayurveda-Medizin die Verwendung von ein paar Tropfen Sesam- oder Mandelöl empfohlen.
Tipp 2: Konzentrieren Sie sich bei Unruhezuständen, Stress oder seelischem Kummer auf eine entspannende Bauchmassage, die man auch mit den Händen ausführen kann, indem man sie übereinanderlegt und um den Bauchnabel wie oben kreist.

Wichtig: Nach einer Bürstmassage oder Massage mit einem Massagehandschuh das Utensil gut waschen und in der Sonne oder über der Heizung trocknen, damit sich keine Bakterien im feuchten Milieu entwickeln können. UV-Strahlen zerstören Keime. Einen Handschuh aus Kunstfasern können Sie sogar ab und zu auskochen, was hygienisch vorteilhaft ist.

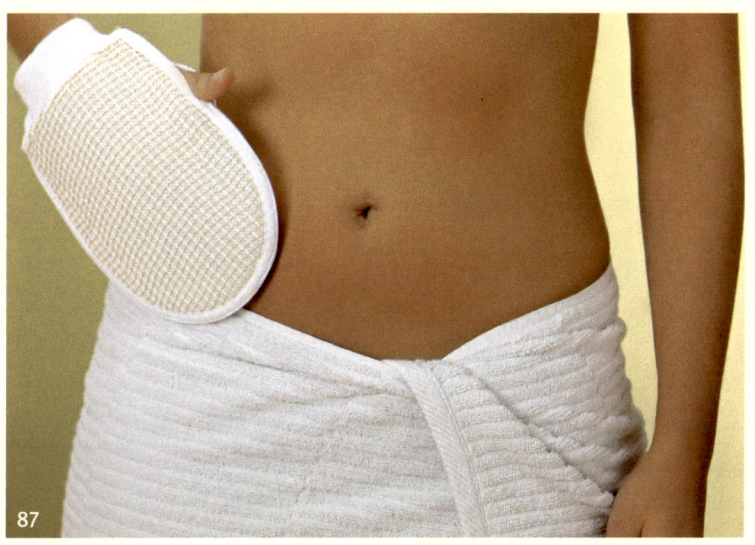

87

Beginnen Sie an der rechten Seite und führen Sie den Handschuh hoch.

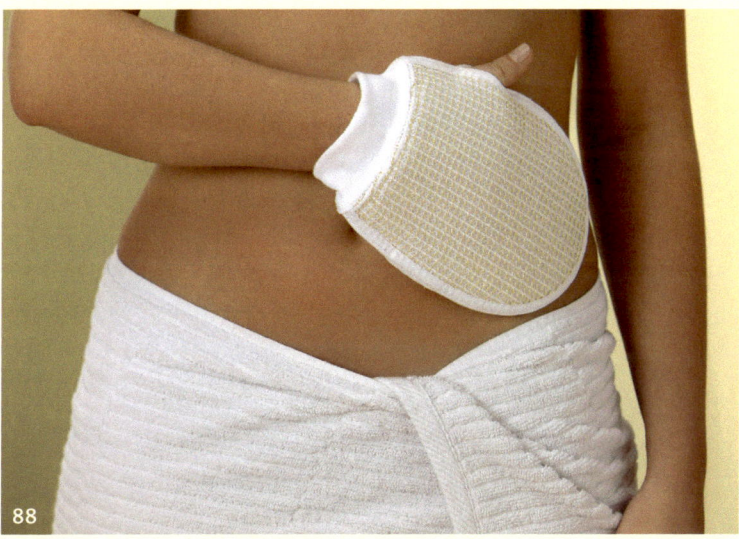

88

Führen Sie den Handschuh anschließend linksseitig herunter.

9. Übungseinheit: Power für ein strahlendes, schönes Aussehen

Nehmen Sie sich ein wenig Zeit und bereiten sich auf Ihr Rendezvous oder Ihren wichtigen Termin mental und körperlich vor. Je frischer, entspannter Sie aussehen, umso mehr überträgt sich Ihre Ausstrahlung auf das Gegenüber.

Für manche Übungen benötigen Sie ein kleineres Gesichtsmassage-Pad. Massageübungen damit wirken reinigend und sehr durchblutungsfördernd, Verspannungen der Gesichtsmuskeln lösen sich. Falls Sie kein Pad zur Verfügung haben, können Sie auch einen weichen Frotteewaschlappen oder eine weiche Gesichtsbürste oder Zahnbürste benutzen.

Übung 1: Sauerstoff und Energie tanken

Stellen Sie sich aufrecht mit leicht gegrätschten Beinen am besten vor ein geöffnetes Fenster. Wenn Sie wollen, schließen Sie einen Moment die Augen oder konzentrieren sich auf einen Punkt vor dem Fenster und atmen Sie 2- bis 3-mal ganz natürlich ein und aus. Werden Sie ganz ruhig dabei und fühlen Sie nur den Boden unter Ihren Füßen. Heben Sie dann einatmend beide Arme langsam im Halbkreis seitlich Richtung Decke, wobei die Handflächen nach oben zeigen, als ob Sie oben einen großen Ball umarmen wollten (Abb. 89). Drehen Sie dann die Arme, sodass die Handflächen nach außen zeigen und senken Sie die Arme im Halbkreis langsam nach unten (Abb. 90). Lassen Sie den Atem dabei gelöst, langsam und lange ausströmen. Atmen Sie danach durch den Mund langsam aus und senken beide Arme im Halbkreis nach unten (Abb. 91).

Stellen Sie sich beim Einatmen vor, wie Sie Energie tanken sowie Sauerstoff aufnehmen und jede Zelle vitalisiert wird. Stellen Sie sich beim Ausatmen vor, wie Sie alle Abfallstoffe und alles Belastende ausatmen.

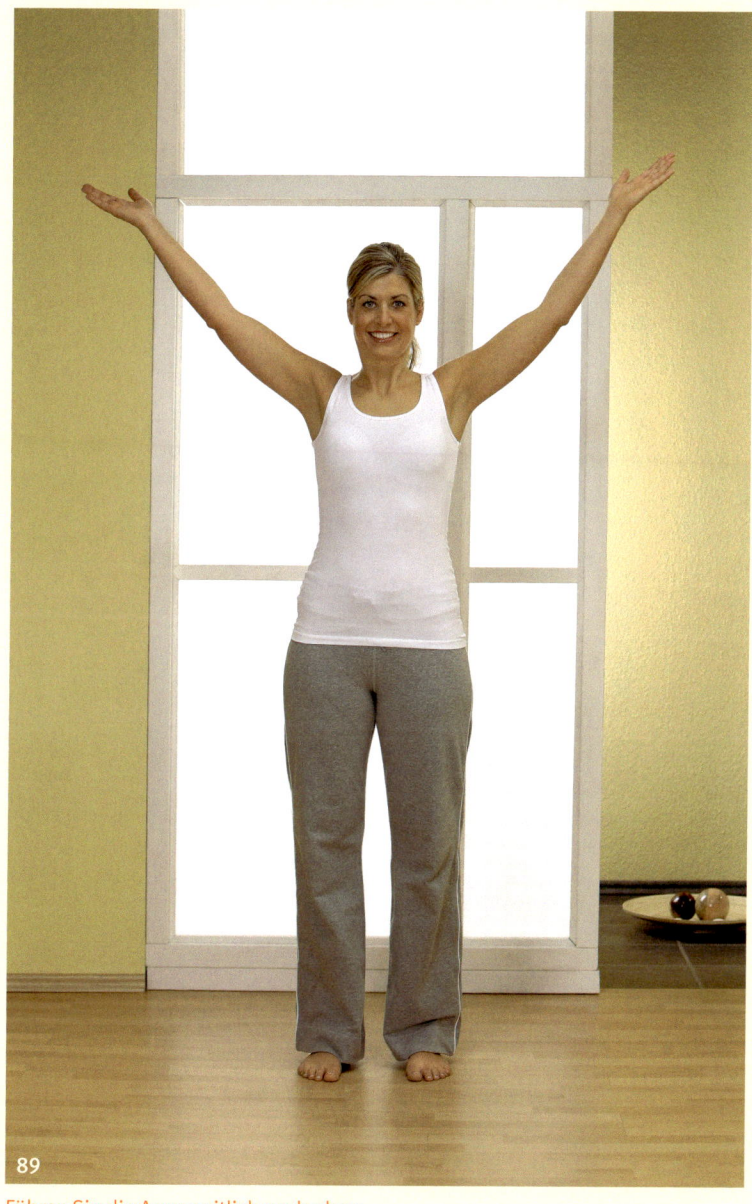

89

Führen Sie die Arme seitlich nach oben.

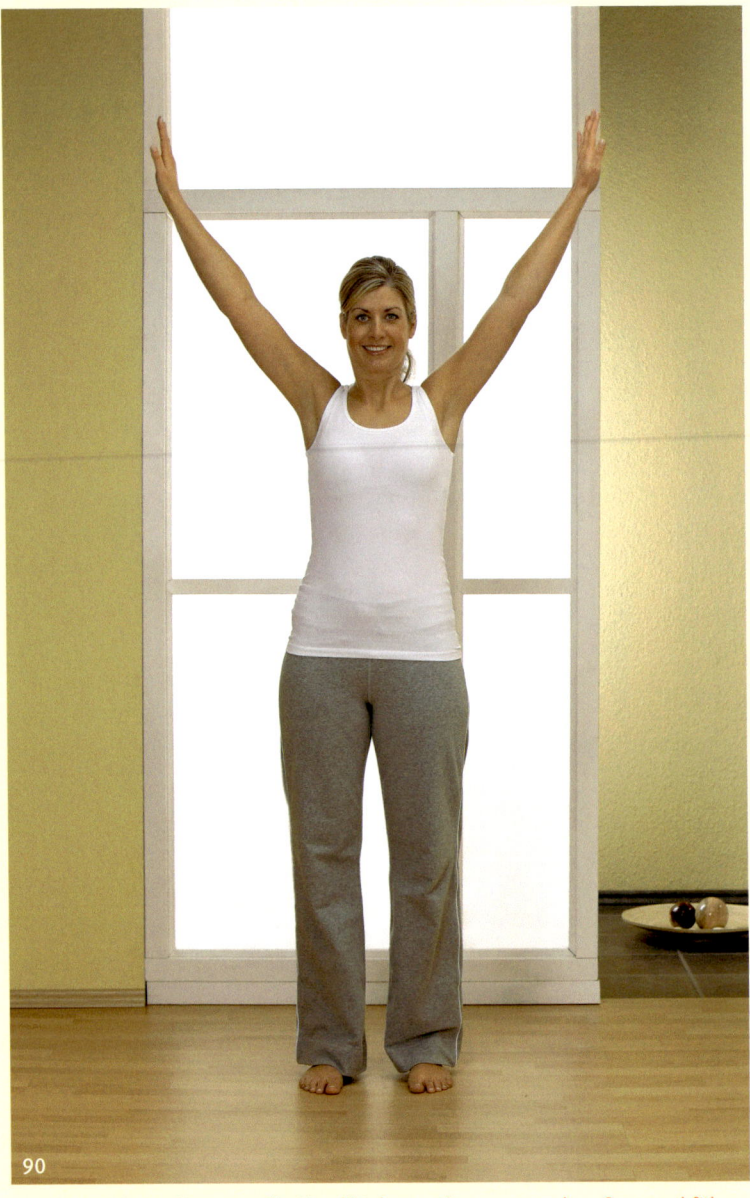

90

Drehen Sie dann die Arme, die Handflächen weisen nun nach außen, und führen Sie sie herab. Atmen Sie dabei bewusst und langsam aus.

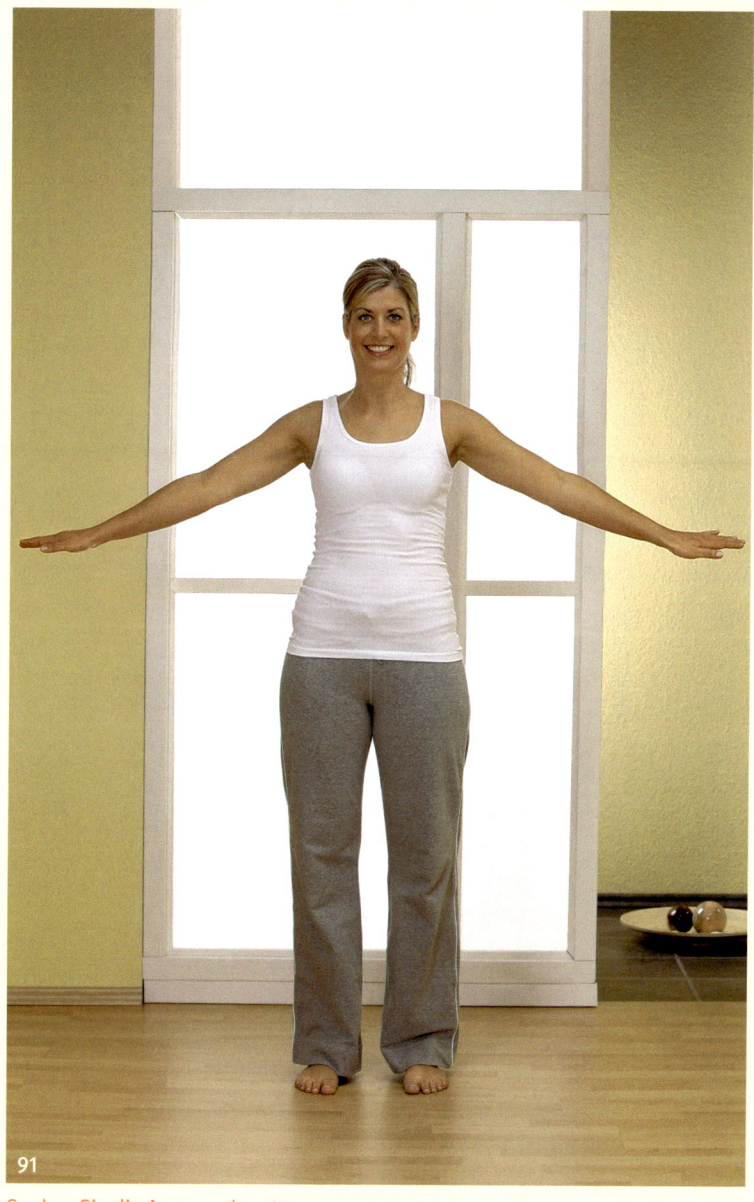

91

Senken Sie die Arme nach unten.

Übung 2: Gehirn und Geist erfrischen

Diese Übung können Sie im Stehen oder Sitzen ausführen. Schieben Sie alle zehn Finger in die Haare und schließen sie dann locker zu Fäusten. Ziehen Sie leicht die Haare weg von der Kopfhaut (Abb. 92). Führen Sie diese Übung am ganzen Kopf aus und genießen dann das angenehme Gefühl, das dabei entstanden ist.

Übung 3: Den Kinnboden massieren

Schieben Sie die Finger der rechten Hand in die Schlaufe des Pads und setzen dieses unter das Kinn. Ziehen Sie es dann 4- bis 6-mal langsam von der Kinnmitte nach außen hinten, in Richtung Unterkieferwinkel. Spüren Sie dann eine Weile entspannt der Übung nach und streichen anschließend die andere Kinnunterseite aus. Spüren Sie danach dem Gefühl gelöst nach.

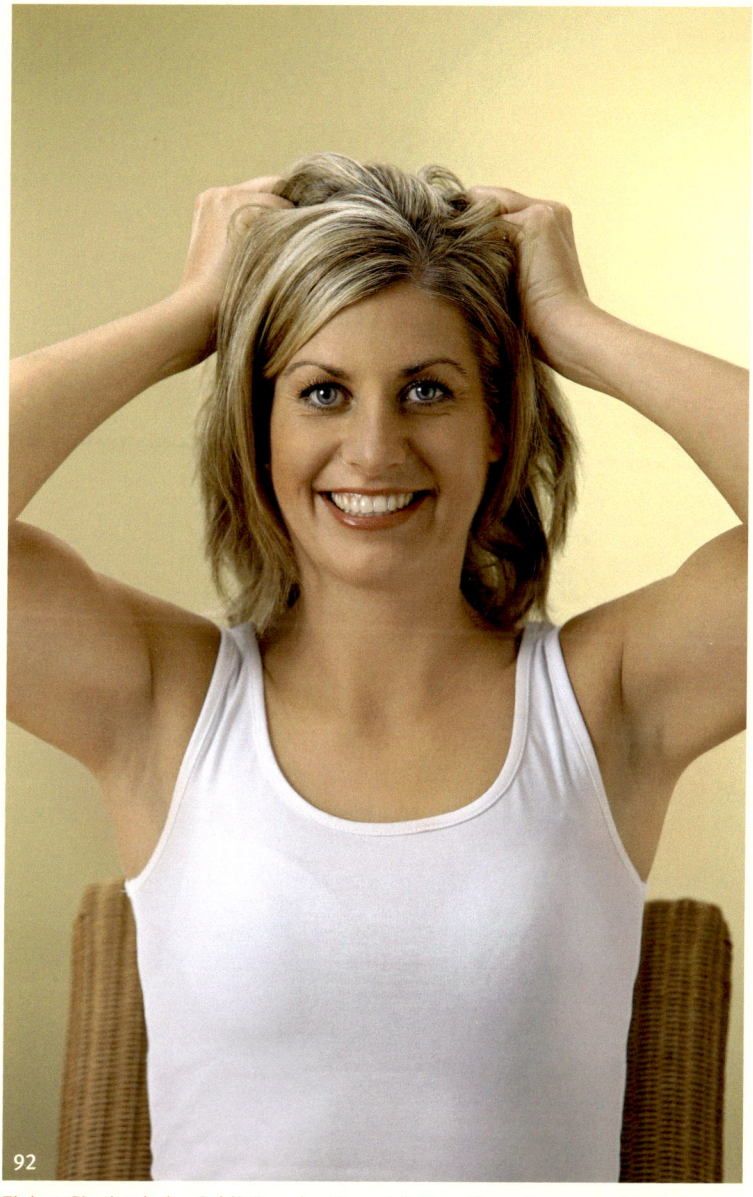

92

Ziehen Sie durch das Schließen der Finger leicht an Ihren Haaren und entspannen Sie sie wieder.

Übung 4: Die Wangen massieren

Streichen Sie zuerst die rechte Wangenseite mit dem Pad in kleinen kreisenden, spiralförmigen Bewegungen vom Mundwinkel zum Ohr hin aus (Abb. 93). Spüren Sie dann nach und massieren dann die andere Wangenseite. Bedenken Sie, dass der Druck im Gesicht immer sehr leicht sein und die Haut sanft behandelt werden soll.

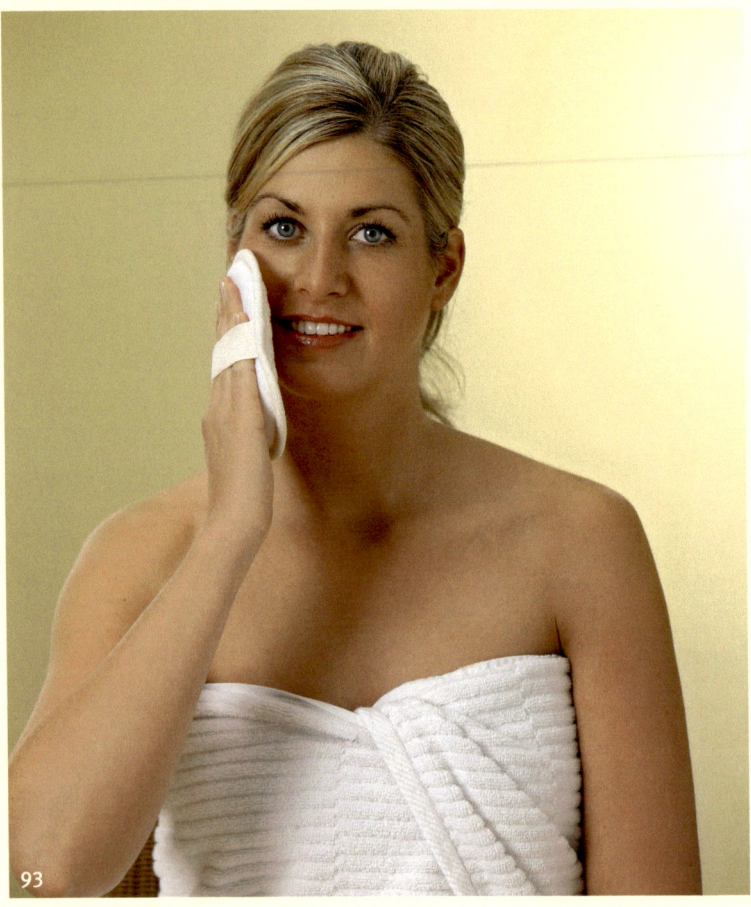

93

Massieren Sie in kleinen, kreisenden Bewegungen.

Übung 5: Den Augenbrauenbereich ausstreichen

Streichen Sie mit einer Ecke des Pads von der Nasenwurzel zwischen den Augenbrauen ein wenig nach oben (Abb. 94) und direkt über der rechten Augenbraue nach außen bis zum Haaransatz (Abb. 95). Nach einigen Malen spüren Sie der Übung entspannt nach und streichen dann die andere Seite genauso aus.

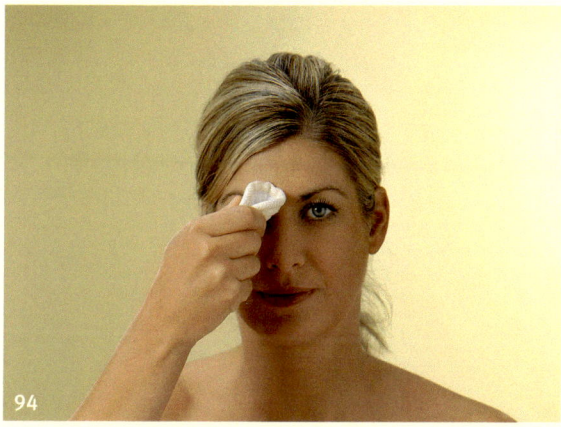

Beginnen Sie an der Nasenwurzel.

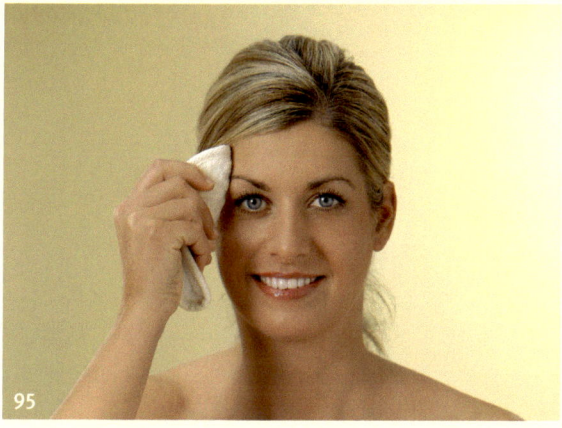

Führen Sie das Pad über der Augenbraue bis zum Haaransatz.

Übung 6: Die Stirn ausstreichen

Legen Sie das Pad mit den Fingern der rechten Hand auf die Mitte der Stirn und streichen es dann nach außen in Richtung Haaransatz (Abb. 96). Streichen Sie auf diese Weise die unteren und auch die oberen Teile der Stirn aus. Nach einem entspannten Nachspüren behandeln Sie die andere Seite genauso. Am Schluss sollten Sie sich noch etwas Zeit nehmen, diesen überaus wohltuenden Massageübungen entspannt nachzuspüren. Nehmen Sie bewusst wahr, wie das ganze Gesicht sich jetzt anfühlt.

Variation: Legen Sie die Finger der rechten Hand an die rechte Schläfenseite und streichen dann mit dem Pad von der rechten Stirnseite quer über die Stirn zur linken Stirnseite. Führen Sie diese Übung 4- bis 6-mal durch. Spüren Sie der Übung nach, gehen Sie danach umgekehrt vor.

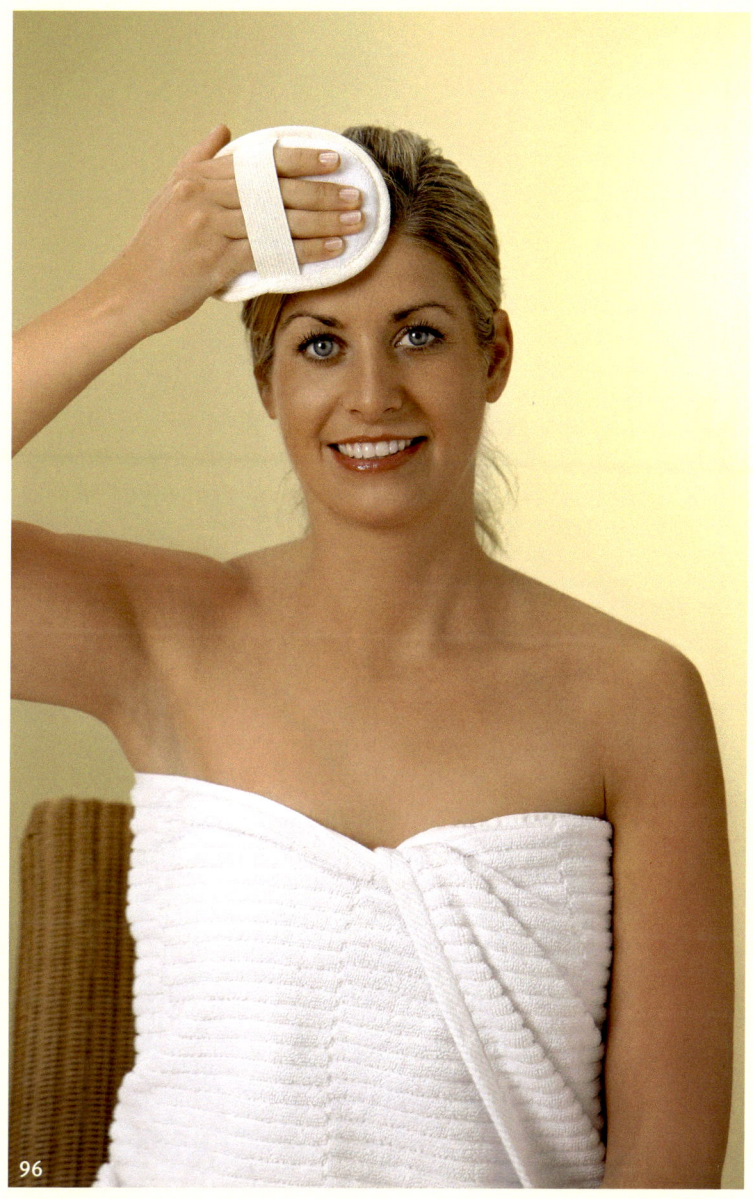

96

Bewegen Sie das Pad sanft über Ihre Stirn.

10. Übungseinheit: Power gegen Wut, Zorn oder Ängste

Bei solch starken Gefühlen sollten Sie sich zuerst einmal abreagieren, bevor Sie sich den Entspannungsübungen widmen.

Übung 1: Wut oder Angst wegboxen

Legen Sie viele Kissen aufeinander, entweder auf dem Boden oder einem Sessel. Knien, setzen oder stellen Sie sich davor, je nachdem wie hoch der Kissenberg ist, und klopfen Sie mit Fäusten so kraftvoll wie Sie können auf die Kissen ein (Abb. 97, 98). Stellen Sie sich dabei vor, Sie würden Ihre Wut oder Ihre Ängste wegklopfen.

Variation 1: Hängen Sie einen Boxsack auf (dieser kann auch aus einem Spielzeuggeschäft sein) und boxen auf diesen ein. Ebenfalls wirksam und sehr gut: Hacken Sie Holz.

Variation 2: Falls Sie weder Kissen noch Boxsack zur Verfügung haben, können Sie auch im Stehen so kräftig wie möglich mit den Fäusten „in die Luft" boxen – ruhig 30–60 Sekunden oder länger.

Atmen Sie am besten bei den Box-Kicks durch den Mund hörbar aus, zum Beispiel auf „Puuhhh …".

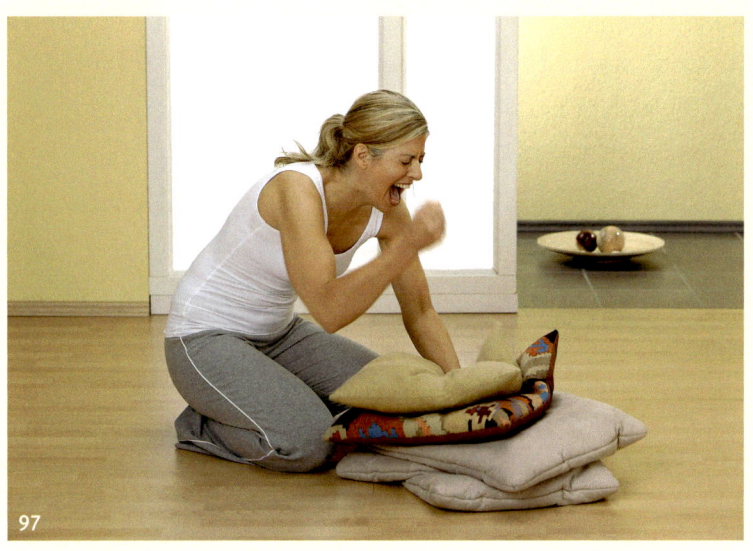

97

Geben Sie Ihre Kraft in die Fausthiebe.

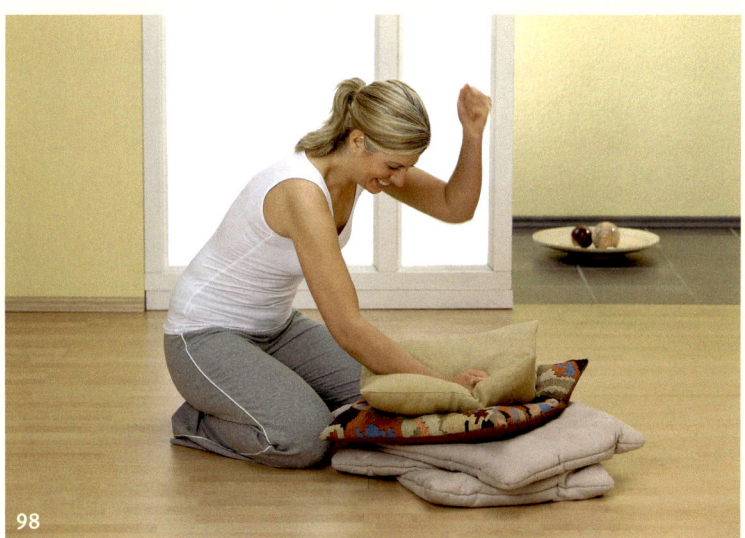

98

Machen Sie Ihrem Ärger förmlich Luft!

Übung 2: Den inneren Druck ausatmen

Sehr gut wirkt auch das Holzhacken im Stehen: Stellen Sie sich leicht gegrätscht auf den Boden und beugen die Knie etwas. Legen Sie beide Hände zu Fäusten zusammen (als ob Sie einen Euro zwischen den Händen fest zusammendrücken würden). Heben Sie dann beide Arme, wobei die Ellenbogen aber immer leicht gebeugt sind, und stellen Sie sich vor, dass Sie eine Axt in den Händen hielten (Abb. 99). Schwingen Sie dann diese sich vorgestellte Axt kraftvoll nach unten zwischen die Füße (Abb. 100–102). Dabei wieder auf „Puuhhh …" ausatmen. Wiederholen Sie die Übung einige Male.

Variation: Stellen Sie sich leicht gegrätscht auf den Boden. Der Blick ist geradeaus gerichtet. Heben Sie dann beide Arme einatmend nach oben an. Senken Sie die Arme stufenweise, indem Sie auf „Puuhhh …, Puuhhh …, Puuhhh …" ausatmen. Diese Übung befreit von innerem Druck. Versuchen Sie, so oft wie möglich auf „puh" auszuatmen, ohne zwischendrin einzuatmen. Lassen Sie danach den Atem wieder einströmen und heben die Arme an.

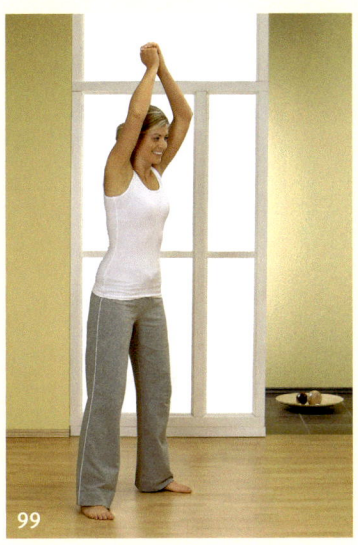

Heben Sie die Axt an.

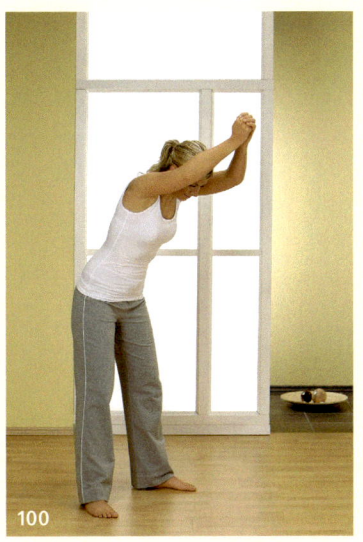

Schwingen Sie die Axt nach vorne.

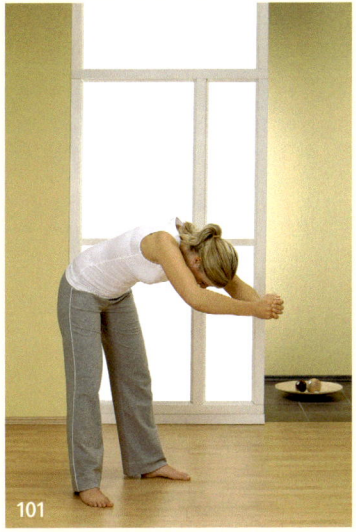

Schwingen Sie die Axt nach unten.

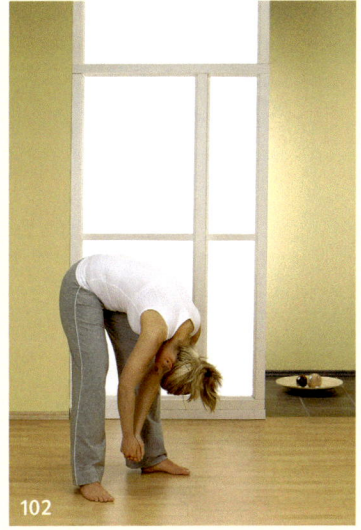

Beenden Sie den Axthieb zwischen Ihren Füßen.

Übung 3: Das Sonnengeflecht beruhigen

Das Sonnengeflecht, auch Solarplexus genannt, das oberhalb des Bauchnabels liegt, reagiert äußerst sensibel auf alle Emotionen und steht mit dem Gehirn in Verbindung. Von ihm werden fast alle Organe der Bauchregion versorgt. Ausdrücke wie „Schmetterlinge im Bauch" oder „das sagt mir mein Bauchgefühl" zeigen, dass von hier aus alle Emotionen verarbeitet werden. Bei Angst und Wut wächst meist der Druck in diesem Körperbereich.

Beklopfen Sie abwechselnd mit der rechten und linken hohlen Hand die Körperregion zwischen Brustbein und Nabel. Schließen Sie am besten die Augen dabei, damit Sie sich ganz darauf konzentrieren können und lassen den Atem ganz natürlich fließen. Nach einer Weile atmen Sie beim Klopfen auf ein summendes „Mmmmm …" aus. Sie werden spüren, dies entspannt noch mehr. Auch Vokaltöne (a, e, i, o, u) können Sie dazu benutzen. Achten Sie aber darauf, dass Sie die Schultern dabei nicht hochziehen.

Variation 1: Klopfen Sie mit einer Hand auf den genannten Bauchbereich und gleichzeitig mit der anderen auf den Brustkorb. Wechseln Sie die Hände ab und zu.

Variation 2: Legen Sie beide Hände übereinander auf den genannten Bauchbereich. Spannen Sie dann die Armmuskeln an und lassen die Hände auf dem Bauch vibrieren.

Übung 4: Stampfen, um inneren Druck abzubauen

Ideal ist bei dieser Übung, wenn Sie ein Balance-Pad besitzen, denn dieses besteht aus einem besonders weichen, elastischen und optimal dämpfenden Material. Aber auch ein luftgepolstertes Ballkissen ist günstig. Wenn Sie beides nicht zur Hand haben, können Sie auch ein paar Kissen oder Decken aufeinanderlegen.

Stellen Sie sich auf das Pad, das Ballkissen oder die aufeinandergelegten Decken und stampfen wechselseitig mit dem rechten und lin-

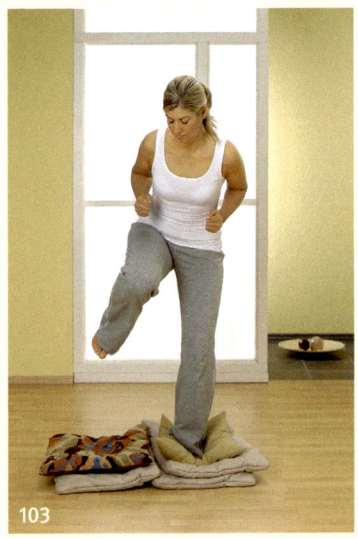

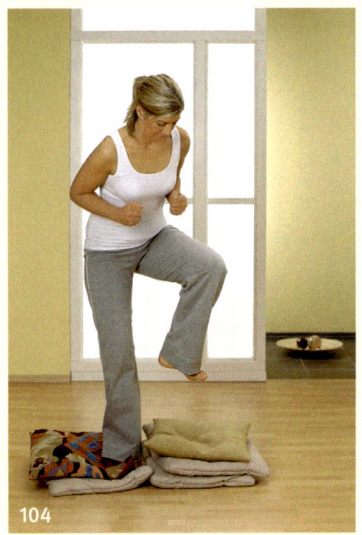

Geben Sie Ihren Druck an die Kissen ab!   Wechseln Sie Ihre Beine beim
aufstampfen.

ken Fuß nach unten (Abb. 103). Stampfen Sie kraftvoll und stellen
sich dabei vor, alle Wut, allen Ärger und allen Stress wegzustampfen.
Die Knie bleiben dabei immer leicht gebeugt, die Arme halten Sie am
besten in den Ellenbogengelenken gebeugt, etwa wie beim Walken
(Abb. 104).

Sehr wichtig: Halten Sie den Atem nicht an, sondern lassen ihn tief
fließen. Achten Sie dabei besonders auf eine lange Ausatmung beispielsweise auf „Puuhh …" oder „Schsch …".

Variation 1: Setzen Sie sich aufrecht auf das vordere Drittel eines Stuhls
und stellen Ihre Füße auf das Pad, das Ballkissen oder die Decken.
Stampfen Sie nun wieder kraftvoll nach unten.

Variation 2: Verbinden Sie Übung 2 und 4: Zuerst Holzhacken, dann
stampfen.

Übung 5: Wiederholung

Wiederholen Sie nun Übung 1 „Sauerstoff und Energie tanken" (Abb. 89–91) aus der 9. Übungseinheit: Power für ein strahlendes, schönes Aussehen!

Übung 6: Bauchatemübung

Nun sind Sie bereit, die Bauchatemübung „Gegen Stress" aus der 1. Übungseinheit: Power für den Atem" auszuführen (Abb. 105). Diese bewirkt eine weitere, tiefe Entspannung.

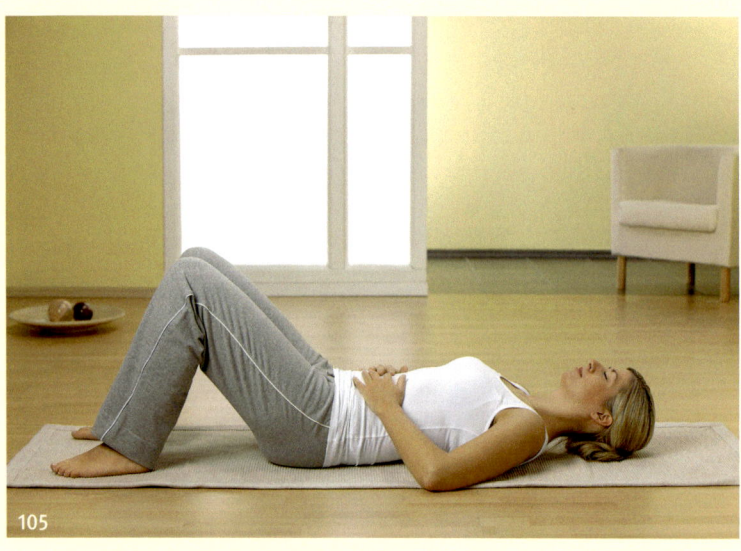

105

Spüren Sie Ihren Atem, horchen Sie in sich hinein.

11. Übungseinheit: Power für innere Gelassenheit und bessere Konzentration

Genau wie die Füße und das Gesicht, sind die Finger von Reflexzonen durchzogen, sodass durch Fingerübungen Reaktionen im ganzen Körper in Gang gesetzt werden. Diese Übungen können überall unauffällig ausgeführt werden: im Büro, zu Hause, vor dem Fernseher, im Flugzeug, Bus oder Auto, beim Spazierengehen oder im Wartezimmer. Nach der chinesischen Lehre schenken diese Übungen Gelassenheit, Zuversicht und innere Harmonie – und zwar je mehr Sie sich ganz auf die jeweilige Übung konzentrieren. Nach fernöstlicher Lehre enden in jedem Finger zwei Meridiane. Die Übungen wirken auf die Endpunkte dieser Meridiane und stimulieren dadurch den Fluss des „Qi". Nach westlicher Schulmedizin werden durch Fingerübungen die Nervenbahnen in Fingerkuppen und Händen und dadurch gewisse Gehirnfunktionen angeregt, denn in den Fingerspitzen enden unzählige Nerven. Diese Nervenenden leiten von dort Signale in das Gehirn weiter, die dann wiederum Impulse zu den Organen übermitteln.

Übung 1: Abrollen über Hände und Reflexzonen

Einen kleinen Noppenball kann man überall zum Stressabbau einsetzen – auch im Büro. Außerdem können beim Abrollen des Noppenballs die Reflexzonen und Gehirnströme angeregt werden. Rollen Sie den Ball zwischen den Händen: kreisend, vor und zurück und auch seitlich (Abb. 106). Lassen Sie keine Stelle der Hände aus.

Variation: Rollen Sie mit der rechten Hand die linke Handrückseite und umgekehrt ab.

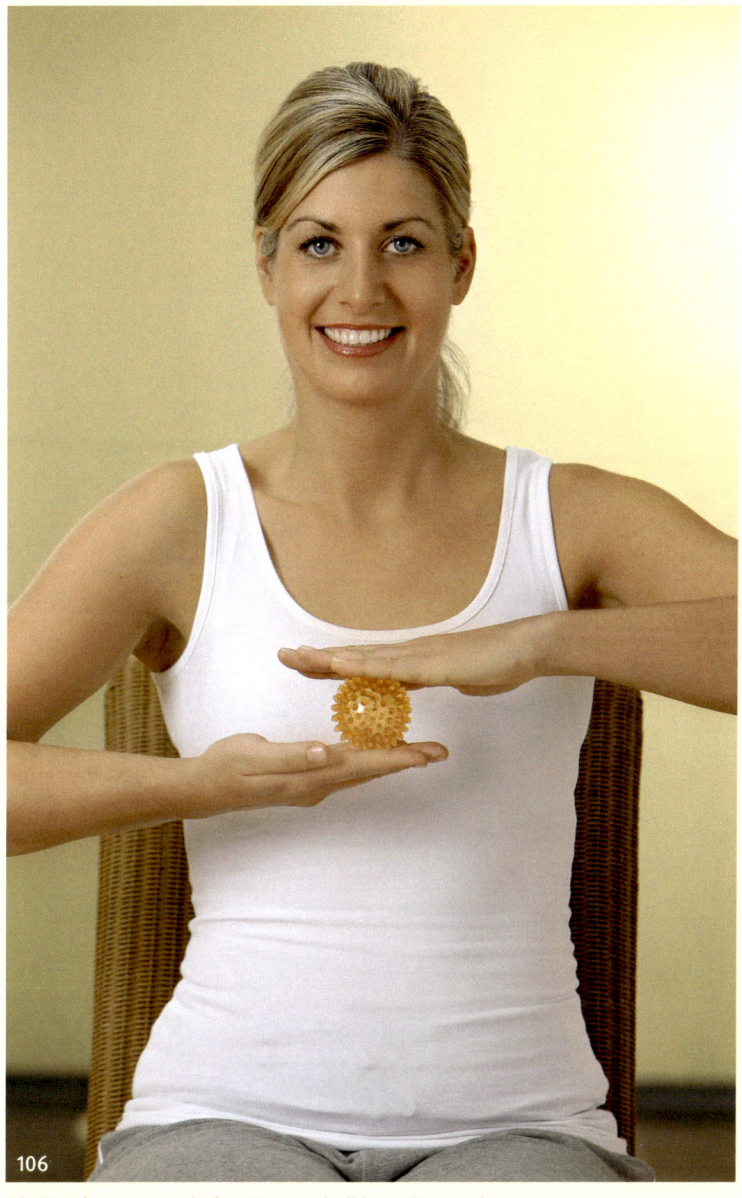

106

Die Handmassage mit dem Noppenball baut Stress ab.

Übung 2: Gedächtnis und Konzentration verbessern

Heben Sie die Arme vor den Bauch-Brust-Raum und legen die Fingerspitzen der rechten und linken Hand aneinander. Wenn Sie wollen, schließen Sie die Augen, um sich besser auf die Übung konzentrieren zu können. Drücken Sie dann die Fingerspitzen etwa 10 Sekunden gegeneinander (ohne die Schultern hochzuziehen) (Abb. 107). Lächeln Sie sich dabei innerlich zu. Dann die Hände gelöst auf den Oberschenkeln ablegen. Entspannen und nachspüren. Wiederholen Sie die Übung, sooft wie Sie wollen. Lassen Sie den Atem während der Übung gelöst fließen.

Anhand von Studien hat man festgestellt, dass so das Zusammenwirken beider Gehirnhälften, die Entspannung und Konzentration verbessert wird.

Variation: Legen Sie wieder die Fingerkuppen beider Hände aneinander. Drücken Sie dann nacheinander die Daumen, dann die Zeigefinger, dann die Mittelfinger, die Ringfinger und schließlich die kleinen Finger jeweils 6–10 Sekunden gegeneinander. Danach die Hände locker ablegen und entspannt nachspüren.

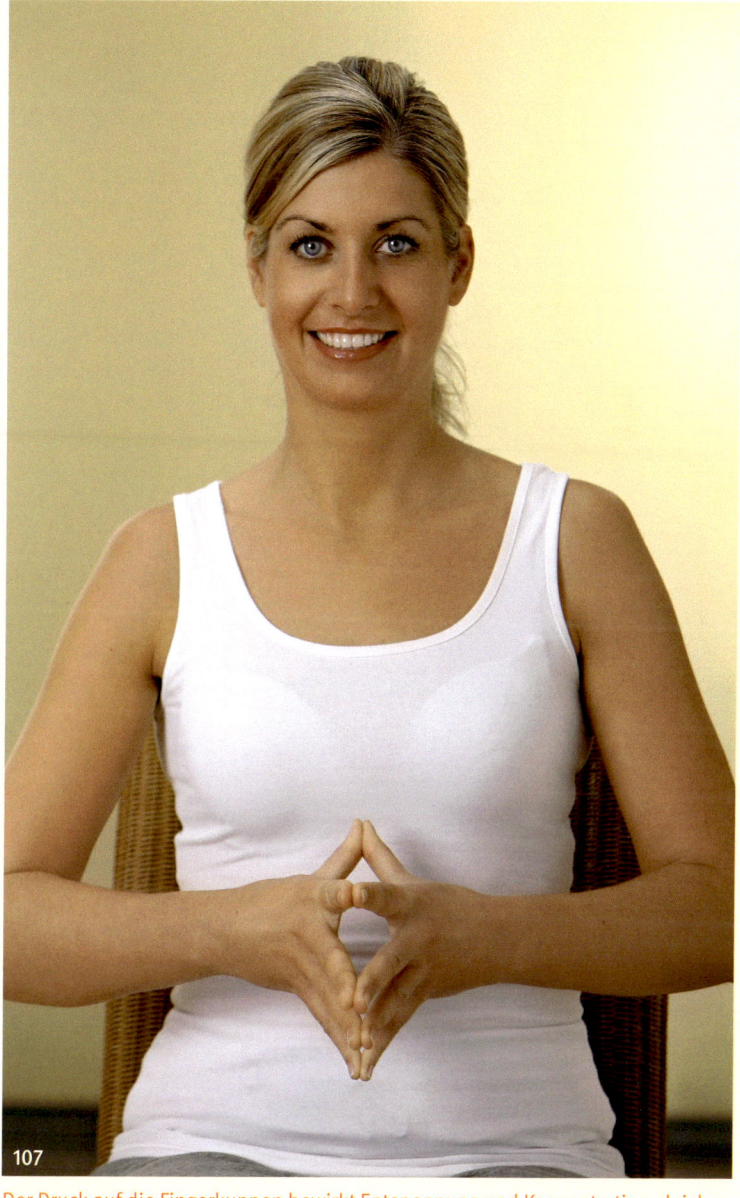

107

Der Druck auf die Fingerkuppen bewirkt Entspannung und Konzentration gleicher-maßen.

Übung 3: Spreizen und schließen der Finger

Sitzen oder stehen Sie aufrecht: Die Schultern und Oberarme hängen schwer nach unten, winkeln Sie die Unterarme an, sodass die Fingerspitzen nach vorne zeigen. Spreizen und schließen Sie dann im Wechsel die Finger (Abb. 108, 109). Konzentrieren Sie sich ganz auf diese Bewegung und lassen den Atem gelöst fließen.

Variation: Legen Sie die Handflächen und Finger etwa in Höhe des Brustkorbs aneinander, sodass die Fingerspitzen nach oben zeigen. Jetzt die Finger zusammenlassen, im Wechsel weit öffnen und schließen.

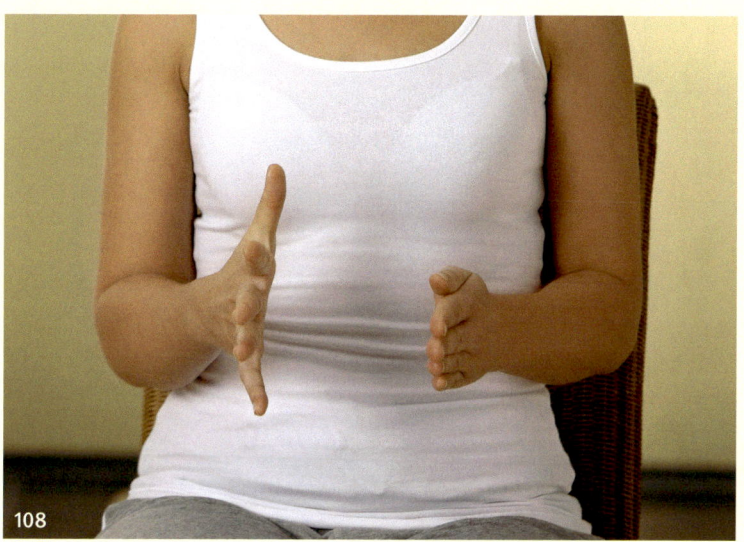

Spreizen Sie erst die Finger der einen Hand.

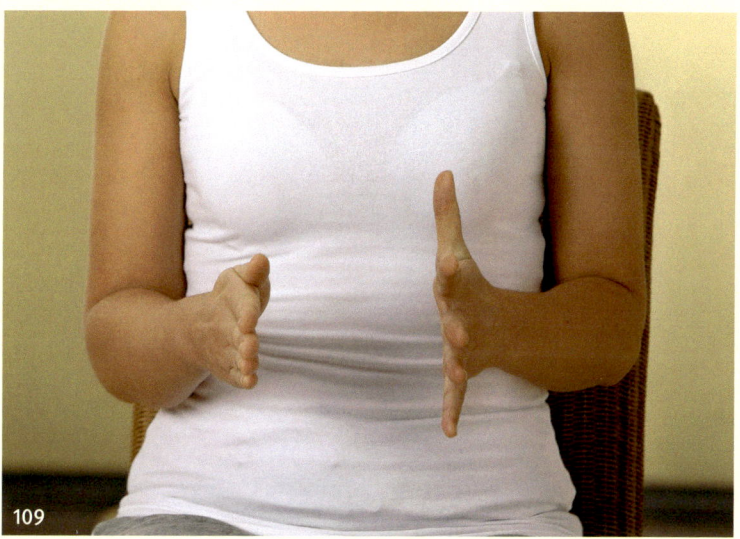

Dann wechseln Sie die Hände.

Übung 4: Beruhigen der Nerven

Spreizen Sie zunächst alle Finger (Abb. 110). Führen Sie dann nacheinander den Daumen mit dem Zeigefinger, dann Mittelfinger, dann Ringfinger, dann kleinem Finger zusammen (Abb. 111, 112). Zwischen jeder Fingerberührung jedes Mal alle Finger spreizen (Abb. 113).

Übung 5: Den inneren Druck wegschütteln

Schütteln Sie im Wechsel die rechte und linke Hand ganz locker aus. Spüren Sie dann einen Moment nach und lockern dann beide Hände zusammen aus. Stellen Sie sich vor, dass Sie dabei allen Druck und jedes negative Gefühl wegschütteln.

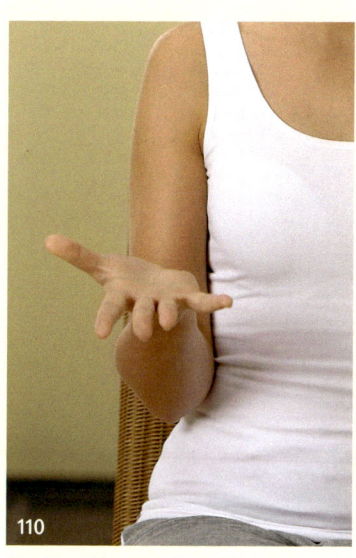

Spreizen Sie zunächst alle Finger.

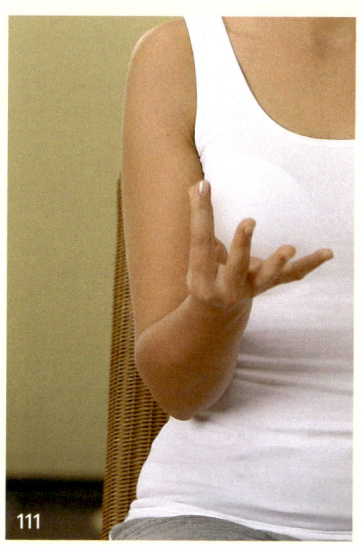

Berühren Sie dann nacheinander ...

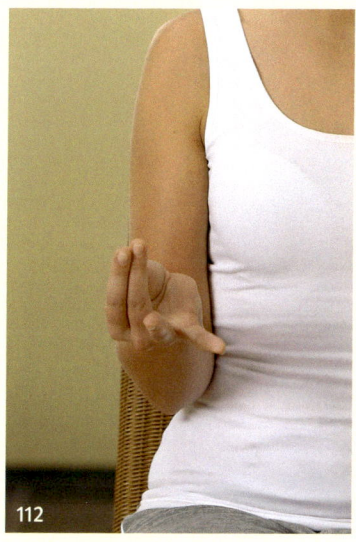

... die einzelnen Finger mit dem Daumen.

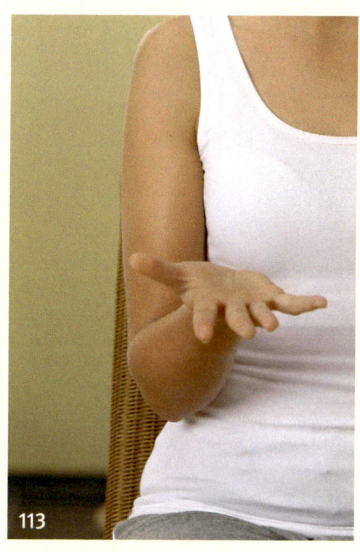

Nach jeder Einzelberührung werden
alle Finger zunächst wieder gespreizt.

12. Übungseinheit: Power für den Rücken

Ein schmerzhafter Rücken, verspannte Rückenmuskeln, wie es viele alltägliche Tätigkeiten mit sich bringen, lieben es gedehnt und auf diese Weise entspannt zu werden. Dehnung und Atmung heißt hier das Zauberwort. Die Dehnungsübungen sollten 20–30 Sekunden ausgehalten werden.

Übung 1: Den Rücken im Stehen entspannen

Lehnen Sie sich an eine Wand oder in einen Türrahmen und stellen die Füße eine halbe Schrittlänge davor. Rollen Sie dann langsam den Oberkörper nach vorne ab, bis nur noch das Gesäß die Wand berührt. Lassen Sie Kopf und Arme schwer nach unten hängen und atmen in den Rücken ein und aus. Die Knie sind dabei immer gebeugt und die Handrücken dürfen sanft den Boden berühren (Abb. 114).

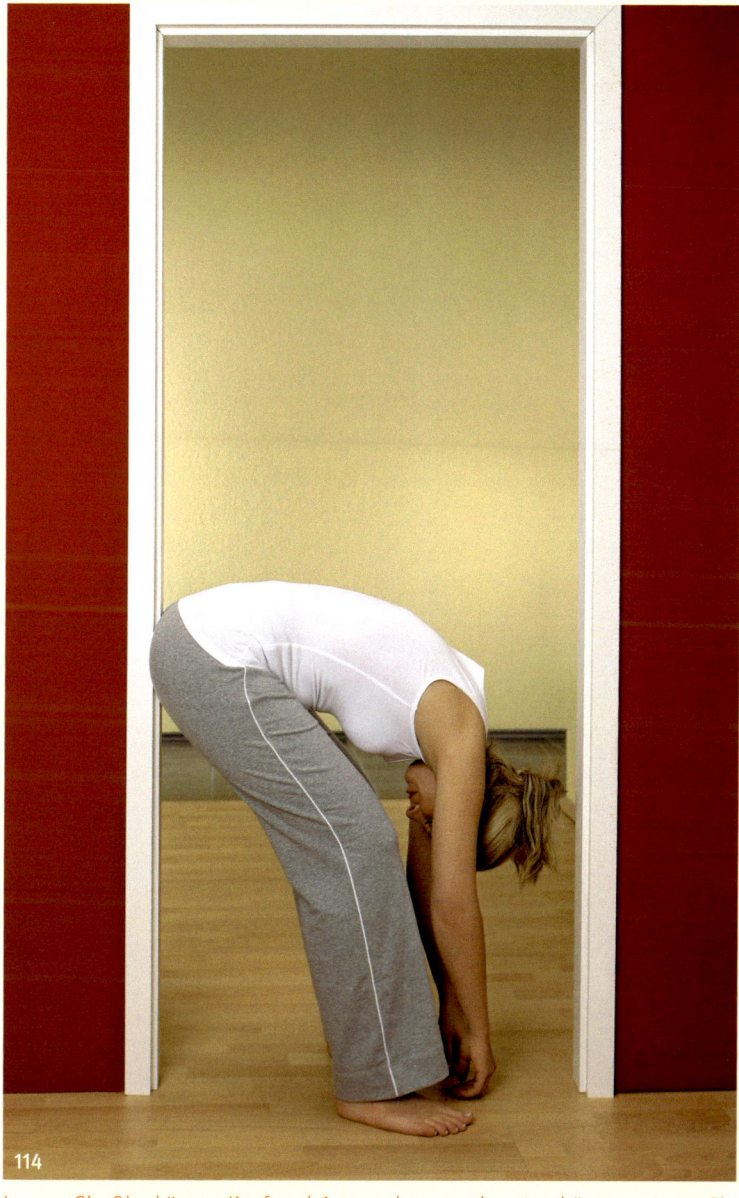

114

Lassen Sie Oberkörper, Kopf und Arme schwer nach unten hängen, atmen Sie dabei ruhig weiter.

Übung 2: Den Rücken im Sitzen dehnen

Setzen Sie sich auf einen Stuhl und lassen den Oberkörper nach vorne unten hängen, lassen Sie dabei auch den Kopf schwer hängen. Die Handrücken zwischen den Füßen auf dem Boden ruhen lassen, wobei die Fingerspitzen nach innen und zueinander zeigen (Abb. 115). Spüren Sie die angenehme Dehnung im Kreuzbereich und atmen Sie bewusst dorthin ein und aus.

Die Dehnung wirkt sehr entspannend für die Muskeln. Durch den Atem dorthin wird diese Entspannung noch verstärkt. Nicht nur das Kreuz, auch der Nacken wird gelockert, und das Gehirn wird in dieser Position gut durchblutet.

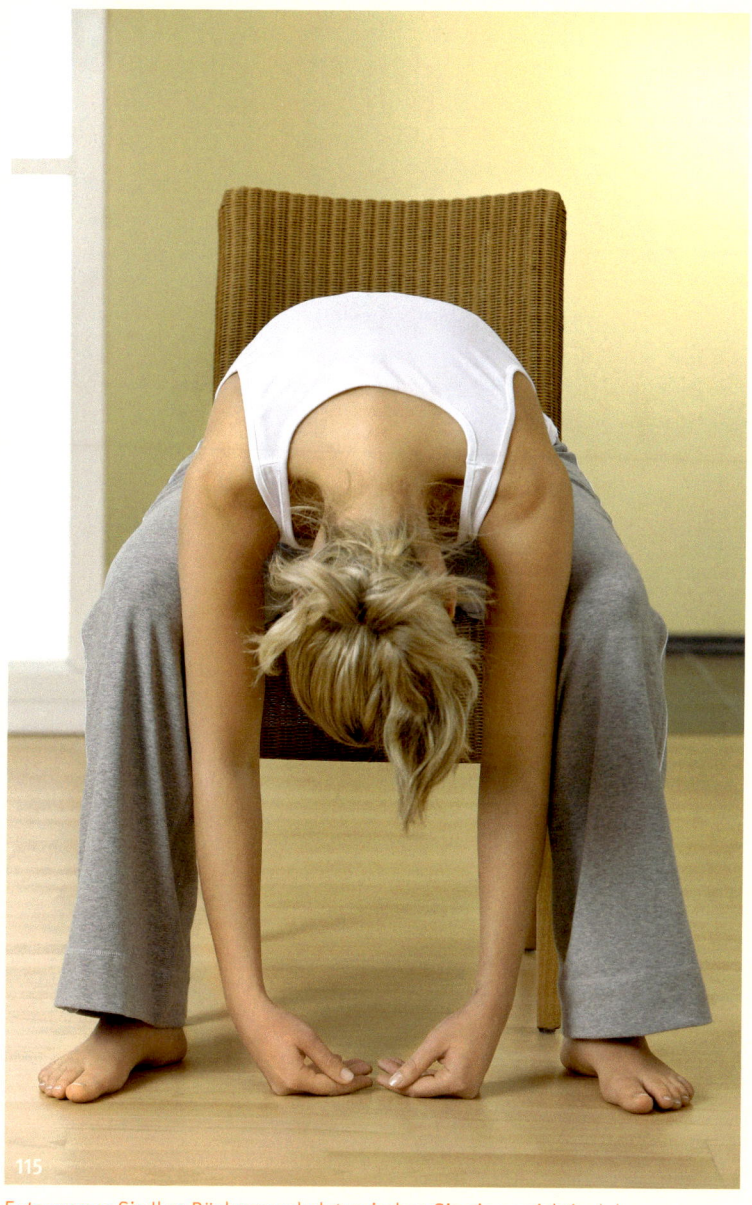

115

Entspannen Sie Ihre Rückenmuskulatur, indem Sie sie vorsichtig dehnen.

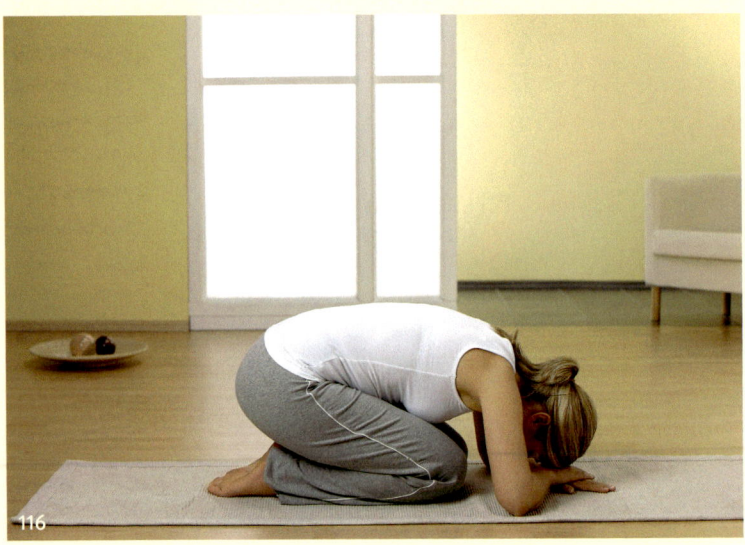

Spüren Sie die Entspannung im Rücken bei dieser leichten Dehnübung.

Übung 3: Entspannung des Rückens auf dem Boden

Setzen Sie sich in den Fersensitz auf den Boden (auf eine Matte oder Decke) und beugen Sie den Oberkörper nach vorne. Legen Sie die Stirn bequem auf den Händen ab und erspüren die angenehme Dehnung im Rückenbereich (Abb. 116). Atmen Sie dorthin entspannt ein und aus.

Variation: Die Stirn auf ein zusammengelegtes Handtuch und beide Arme bequem neben die Unterschenkel ablegen, sodass die Hände auf dem Boden etwa neben den Füßen liegen.

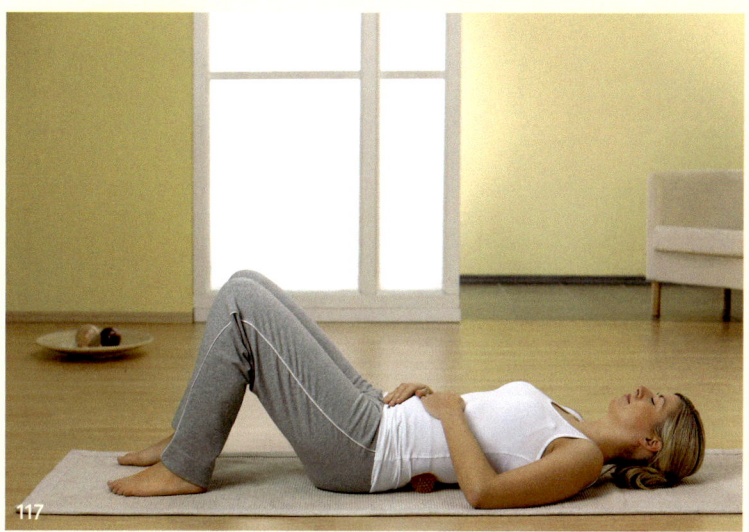
Geben Sie Ihr Körpergewicht an die Bälle ab.

Übung 4: Entlastung des unteren Rückens

Zu dieser Übung benötigen Sie entweder zwei ausgediente Tennisbälle oder zwei kleine, nicht zu harte Noppenbälle. Legen Sie sich auf den Rücken und stellen beide Füße etwa hüftbreit auseinander auf. Platzieren Sie dann je einen Tennisball rechts und links unter das Kreuzbein, sodass Sie einigermaßen gut auf den Bällen liegen (Abb. 117). Geben Sie langsam das ganze Gewicht an die Bälle ab. Stellen Sie sich dabei vor, das Gewicht Ihres Körpers durch die Bälle hindurch an den Boden abzugeben. Nach 20–30 Sekunden können Sie die Bälle noch etwas nach unten verschieben und wieder nachspüren.

Danach die Bälle vorziehen und erspüren, wie gut das Becken jetzt auf dem Boden liegt. Diese Übung löst Verspannungen, sollte aber nicht bei akuten Problemen im Rücken gemacht werden.

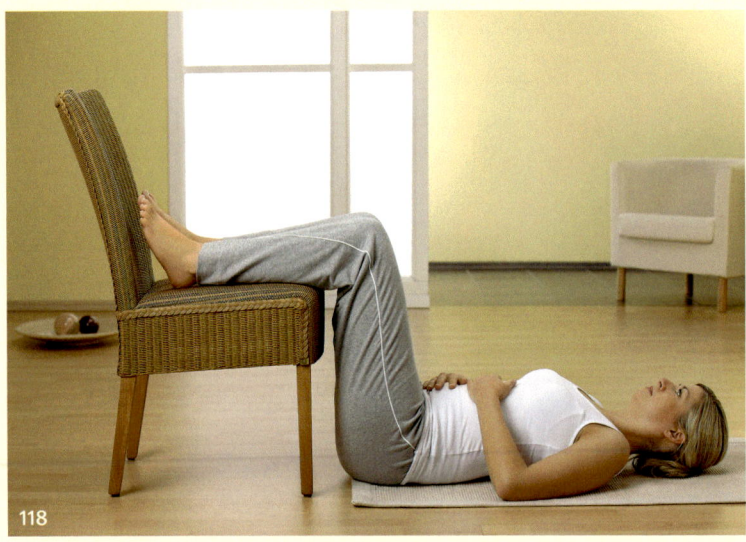

Durch diese Stufenlagerung lockern und entspannen die Rückenmuskeln und Bandscheiben.

Übung 5: Stufenlagerung, völlige Entlastung und Entspannung des unteren Rückens

Legen Sie sich auf den Boden und die Unterschenkel auf einen Stuhl, Hocker oder eine Bank, sodass zwischen Unter- und Oberschenkel etwa ein rechter Winkel besteht. Das Gesäß ruht ziemlich nah an dem Stuhl (Abb. 118). In dieser Position können die Rückenmuskeln wunderbar entspannen, und der Druck auf die Bandscheiben, Nerven und Wirbelgelenke lässt nach. Genießen Sie diese optimale Lagerung für den Rücken und atmen Sie gelöst zum Bauch und Kreuz hin ein und aus. Geben Sie mit jeder (langsamen und langen) Ausatmung noch mehr Druck an den Boden ab.

Tipp: Noch angenehmer und wirkungsvoller wird die Übung, wenn man unter das Kreuzbein und Becken ein Pad oder zwei Kissen legt.

Nützliche Adressen

Deutsche Gesellschaft für Gesundheit und Prävention e.V. (DGGP)
Reppkotten 24, 42279 Wuppertal
E-Mail: verband@dggp.org
www.dggp.org

Deutsche Gesellschaft für Entspannungsverfahren (DG-E)
Semmelweisstr. 10, 50767 Köln
E-Mail: info@entspannungsverfahren.com
www.entspannungsverfahren.com

Deutsche Gesellschaft zum Studium des Schmerzes e.V. (DGSS)
DGSS-Geschäftsstelle
Obere Rheingasse 3, 56154 Boppard
E-Mail: info@dgss.org
www.dgss.org

LECO System Marketing GmbH
Elsternweg 4, 89547 Gerstetten
E-Mail: info@lecorubb.de
www.lecorubb.de

Internetadressen
- www.lebenshilfe-abc.de/entspannung.html
  Buch- und Musiktipps zum Entspannen
- www.progressivemuskelentspannung.com
  Entspannungstechniken zum Abbau von Stress
- www.entspannungstechniken.eu
  Entspannungsübungen, -musik, -tipps
- www.stressfrei.net
  Forum für Entspannung, Stressabbau, Angstbewältigung, Massage und Yoga

Register